儿童过敏性疾病规范化培训教程

Textbook of Pediatric Allergy
Standardized Training

主　编　申昆玲
副主编　刘传合　赵　京　向　莉　周　薇

人民卫生出版社
·北　京·

图书在版编目（CIP）数据

儿童过敏性疾病规范化培训教程 / 申昆玲主编. —
北京：人民卫生出版社，2021.2（2024.3 重印）
ISBN 978-7-117-30752-9

Ⅰ.①儿… Ⅱ.①申… Ⅲ.①小儿疾病 – 变态反应病
– 诊疗 – 教材 Ⅳ.①R725.9

中国版本图书馆 CIP 数据核字（2020）第 199684 号

人卫智网	www.ipmph.com	医学教育、学术、考试、健康，
		购书智慧智能综合服务平台
人卫官网	www.pmph.com	人卫官方资讯发布平台

儿童过敏性疾病规范化培训教程
Ertong Guominxing Jibing Guifanhua Peixun Jiaocheng

主　　编：申昆玲
出版发行：人民卫生出版社（中继线 010-59780011）
地　　址：北京市朝阳区潘家园南里 19 号
邮　　编：100021
E - mail：pmph @ pmph.com
购书热线：010-59787592　010-59787584　010-65264830
印　　刷：北京铭成印刷有限公司
经　　销：新华书店
开　　本：710×1000　1/16　　**印张：**11
字　　数：168 千字
版　　次：2021 年 2 月第 1 版
印　　次：2024 年 3 月第 3 次印刷
标准书号：ISBN 978-7-117-30752-9
定　　价：68.00 元

打击盗版举报电话：010-59787491　E-mail：WQ @ pmph.com
质量问题联系电话：010-59787234　E-mail：zhiliang @ pmph.com

编委会

感谢中国儿科医师过敏培训国际合作项目、世界过敏组织（World Allergy Organization）专家团队的支持。

前　言

在过去的几十年里，全球过敏类疾病的发病率急速上升，并以儿童患病率最为突出。社会工业化的影响、周遭环境的变化、人们生活方式的改变都是造成这一现状的原因。中国儿童过敏类疾病所造成的社会经济和健康负担也日趋严峻，因此，开发一个面向儿科医生继续教育需求，致力于强化医师在儿科过敏领域临床诊疗技能的培训项目至关重要。

为此，中国医药教育协会（China Medicine Education Association，CMEA）和世界过敏组织（World Allergy Organization，WAO）合作推出了"中国儿科医师过敏培训国际合作项目"。CMEA 是国家一级学术性非营利社会组织，致力于面向医药专业人员的教育培训工作，下属各类教育、专业和工作委员会等二级机构达 90 多个。CMEA 儿科专业委员会成立于 2016 年，由来自 30 个省市自治区的 100 多位委员组成，申昆玲教授担任主任委员。儿科专委会致力于为广大儿科医师搭建符合国际标准的体系化继续教育平台，强化儿科医师的专业知识和临床技能，造福患者。WAO 是一个国际性过敏专业组织，在全球拥有 99 个成员国家和地区，向 35 000 名过敏症专科医师提供教育项目和设备，帮助提高和改善过敏患者的诊疗和预防。通过多个国际合作项目，WAO 积极向全球各级临床人员传授过敏相关知识。除CMEA 和 WAO 外，本项目也得到了亚太儿科过敏、呼吸及免疫协会（Asia Pacific Academy of Pediatric Allergy，Respirology and Immunology，APAPARI）和亚洲儿科呼吸学会（Asian Paediatric Pulmonology Society，APPS）的支持和认可。

　　在 CMEA 和 WAO 双边多国专家团队的共同努力下，本项目成功开发了一套与国际接轨的儿科过敏教程，内容涵盖过敏疾病及免疫概论、过敏进程、过敏原诊断、特应性皮炎、接触性皮炎、荨麻疹、过敏性鼻炎和哮喘、食物和药物过敏、过敏性结膜炎、严重过敏反应、过敏疾病的管理、免疫治疗以及病例讨论等。

　　2018 年 4 月在北京成功举办了国家级讲师培训会，来自 15 个省份 36 家医院的 50 多名专家出席了会议并获得四个专业学会联合颁发的国家级讲师证书。2018 年全年，项目共培训来自全国各地的儿科医师 1 000 名。2019 年项目继续扩展，举办了北京和广州两场国际级培训及全国多点省级培训工作（共 8 场），并以每年至少 1 000 名医生的速度逐步从省级推向基层。 我们相信，本项目在多个国际和国家级学会组织、各级医院、各地专家以及项目管理人员的共同努力下，必将为强化中国儿科医师临床过敏诊疗带来久远而深刻的影响。

项目合作方　中国医药教育协会儿科专业委员会
　　　　　　　世界过敏组织
　　　　　　　国家呼吸系统疾病临床医学研究中心

　　　　　　　　　　　　中方负责人　　　　　WAO 负责人
　　　　　　　　　　　　申昆玲教授　　　　　Lanny Rosenwasser 教授

目 录

引言

儿童过敏进程 •••

　　儿童过敏性疾病常累及多系统，如特应性皮炎（atopic dermatitis，AD）、变应性鼻炎（allergic rhinitis，AR）和哮喘，并有一定发展变化规律。婴儿或儿童早期出现的某种变态反应症状常预示未来其他过敏性疾病的发生，这种现象被称为过敏性疾病的自然进程（allergic march），常首先表现为婴儿湿疹或食物过敏相关症状，至学龄前期和学龄期即可能发展为哮喘及 AR。大量临床或流行病学研究甚至动物实验研究对儿童过敏进程的现象进行了描述及阐释，并就其表型、可能机制和防治等方面进行探索，亦包括对于此假说提出的挑战和质疑。本文对儿童过敏进程现象提出的历史和现状，以及相关过敏性疾病防治的研究进展进行综述。

▌ 一、儿童期过敏进程的相关研究证据

　　早在 1985 年，来自新西兰的首项出生队列研究即发现，无论在男孩或女孩中，1 岁以内发病的湿疹均与 6 岁时哮喘的患病具有相关性。挪威有研究同样证实，2 岁时若患有湿疹，其 6 岁时发生哮喘的风险明显增加，且变态反应相关疾病的共患率更高。瑞典在 2000 年共纳入 3 124 名 1~2 岁儿童作为研究对象，进行 5 年的随访，发现 1~2 岁有湿疹史的患儿相较无湿疹史患儿，发生哮喘和鼻炎的风险前者均为后者的 3 倍；且将湿疹分为不同亚类，发现中-重度湿疹、早发湿疹和持续性湿疹进一步增加了发展为哮喘和

鼻炎的风险，对此加拿大 C. Carlsten 等亦通过对哮喘高危患儿的出生队列研究发现，早发持续性特应性皮炎与特应性致敏显著相关，并增加了儿童后期患过敏性疾病的风险。法国对早发特应性皮炎患儿进行队列研究集群分析发现，婴儿期两种早发特应性皮炎表型后期发展为哮喘的风险更高，即多重致敏和伴家族哮喘史。近年韩国有前瞻性研究对学龄期鼻炎表型进行集群分析，发现伴特应性和肺功能损害的学龄期鼻炎患儿进展至支气管高反应性和哮喘的风险显著更高，即为过敏进程的高危患儿。泰国有研究表明，半数特应性皮炎患儿至学龄前期症状会完全缓解，而早发特应性皮炎和症状轻微的患儿预后较好，症状晚发、伴家族过敏史和血清 IgE 增高的患儿进展为呼吸道过敏性疾病的风险更高。韩国有研究将特应性皮炎分为不同表型，随访发现，早发持续性特应性皮炎伴血清 IL-13 水平增高、特应性背景和血嗜酸性粒细胞比例持续增高者，为过敏进程相关的特应性皮炎表型。相类似，捷克有研究发现，特应性皮炎伴动物皮毛、尘螨和灰尘致敏者，发展为其他过敏性疾病的风险更大。新近有来自澳大利亚和德国两大队列研究分析显示，2 岁以内发生的单纯食物致敏亦可增加后期哮喘和过敏性鼻炎的发病风险，即证实了单纯食物致敏在过敏进程中的早期角色。

但是有关过敏进程涉及的疾病间究竟是否为因果关系尚存争议，首先其内在机制不清，其次有效预防阻止过敏进程的手段仍然匮乏，这都使得此争议未得以定论。而最近来自英国的基于两大人群出生队列研究的数据分析提出，所谓过敏进程往往是对人群水平而言，其并非一定代表个体的疾病进展，在对两大队列人群进行疾病表型集群分析发现，在出现过敏症状的患儿中，仅约 7% 的患儿按过敏进程的模式进展。同样，来自瑞典的纵向研究证实，8 岁时过敏性疾病患病的风险与婴儿期过敏症状的数量多少相关，而两个时点过敏症状的表现类似，提示所谓"过敏进程"更多表现为疾病共存而非进展。

Melioli 等对不同年龄段过敏性疾病患儿的横断面研究显示，食物过敏原特异性 IgE 在生后早期（2 岁以内）即可从血清中检出，主要为牛奶、鸡蛋；而后期吸入性过敏原特异性 IgE 逐渐出现且稳定。丹麦 Nissen SP 等对 276 名研究对象进行从出生至成年期的随访调研，发现婴儿早期食物过敏原的致敏率最高，而后期吸入过敏原致敏则占据主要地位。同样，韩国学龄前儿调查显示，花粉过敏以及多重变应原致敏的患病率随年龄增长而增加，而食物过敏的患病率则表现为下降趋势。以上研究均发现变应原致敏类型随年龄而变化的规律，提示儿童过敏性疾病的进程不仅表现在过敏症状随年龄而发生变化，同时在血清特异性 IgE 这个 I 型速发过敏反应的标志物上发生变化。后期亦有来自瑞典的 BAMSE 人群出生队列研究结果显示，儿童期血清特异性 IgE 阳性与湿疹和共患多种过敏性疾病显著相关，且与 4 岁以后患哮喘和鼻炎相关，从人群水平和过敏进程现象一致，但在未发生 IgE 致敏的儿童中无相关症状进展规律。

二、儿童过敏进程的相关机制研究

1. 丝聚蛋白

作为过敏进程"序曲"的 AD 可由多种因素引发，包括从非过敏性触发因素到食物过敏，皮肤屏障功能在其中发挥重要作用。目前研究提示，皮肤屏障功能减退使人体免疫系统不恰当地接触环境过敏原，而表皮空气传播过敏原暴露可产生变应原致敏，并由此引发过敏进程。英国有研究证实，即便在非特应性皮炎患儿，新生儿期表皮屏障功能障碍可预测 2 岁时食物过敏患病。皮肤保护屏障的重要构成蛋白——丝聚蛋白（filaggrin）及其基因（FLG）是研究靶点之一。欧洲两项大宗人群队列研究对湿疹患儿进行 FLG 突变基因分型，包括 2 个重要突变位点——R501X 和 2282del4，发现 FLG 的无义突变与湿疹及共患哮喘有显著相关性，且仅在湿疹发病的前提下，两种突变方使患儿更易患哮喘、AR 及变应原致敏。英国有动物实验表明，丝聚蛋白缺失小鼠会产生特应性皮炎样改变，且会进展至肺功能受损，皮肤炎症改变与表皮 2 型天然淋巴样细胞（ILC2）增多有关，而后期发展至肺功能受损则需要适应性免疫机制的参与。近年来自欧洲 12 个人群的全基因组关联研究新发现了两大与过敏进程这一特殊疾病表型相关的基因位点，分别位于染色体 6p12.3 和 12q21.3。

2. 胸腺基质淋巴细胞生成素（thymic stromal lymphopoietin，TSLP）

AD 和哮喘有着公认相似的"特应性表型"，即 Th2 细胞参与的炎症反应，表现为嗜酸细胞增多及 IgE 增高，而关于联系两种疾病分子机制的深入研究亦不断涌现。国外采用小鼠过敏性疾病模型的研究发现，局部外用钙伯三醇诱导表皮角质细胞表达 TSLP，使 TSLP 血浓度上升，不仅可诱导小鼠产生 AD，亦加剧了后期卵清蛋白致敏诱发的变应性哮喘。2012 年美国研究者采用 TSLP 和卵清蛋白给小鼠进行皮内注射制模制作实验组，对照组仅接受皮内注射卵清蛋白，结果发现实验组在后期接受卵清蛋白吸入激发时发展为严重气道炎症，但该研究称后期哮喘的加重与肺组织及血循环中 TSLP 无关。在人群流行病学研究中，美国最新的出生队列研究并未发现血 TSLP 浓度与 3 岁以内湿疹、过敏原致敏或反复喘息间的显著关联性；且对于无气传过敏原致敏的幼儿，早期血循环中检出 TSLP 的患儿 3 岁内反复喘息的发生率反较未检出者低。

三、儿童过敏性疾病及过敏进程的防治

了解儿童过敏进程，最终目的在于如何有效防治。瑞典有出生队列研究对母乳喂养情况及过敏症状进行调查，发现母乳喂养 4 个月以上可降低 4 岁时湿疹的患病风险。在 4 岁以内，早期湿疹无论持续与否，伴迟发哮喘，或早期哮喘伴迟发湿疹者，母乳喂养同样可作为保护因子。因此，该研究提示，至少在 4 岁以内，母乳喂养 4 个月以上可减少湿疹发病风险及过敏进程发生。

西班牙研究认为，食用深度水解配方奶粉可保护 IgE 介导牛奶过敏患儿，防止其过敏性疾病的进展。德国婴儿营养干预（German Infant Nutritional Intervention，GINI）研究为一项大规模出生队列研究，初始共纳入 2 252 名有过敏性疾病家族史患儿，如患儿不能纯母乳喂养，则在生后 4 月内以不同配方水解蛋白粉或普通配方奶粉辅以或完全替代母乳，10 年的前瞻随访研究发现：部分水解乳清蛋白配方及深度水解酪蛋白配方粉相比普通配方奶粉对特应性皮炎（atopic dermatitis，AD）有显著预防效应，并可持续至 10 年无发病率反弹；目前已长达 15 年的最新研究结果显示，生后 4 个月内以深度水解酪蛋白配方干预相比普通配方奶粉，对于青春期哮喘有显著预防作用。

有关益生菌应用，首项关于益生菌治疗湿疹的随机对照研究，以牛奶过

敏的轻 - 中度 AD 患儿为研究对象，予以深度水解蛋白配方喂养 1 个月，发现添加益生菌 [鼠李糖乳杆菌（*Lactobacillus rhamnosus* GG，LGG）] 组患儿皮肤症状 SCORAD 评分显著改善，而对照组没有明显改善，表明益生菌的添加可加快婴儿湿疹的恢复。近年有最新研究对 IgE 介导牛奶过敏患儿进行喂养干预并完成 3 年随访发现，深度水解酪蛋白配方奶粉中添加 LGG 相比单纯无益生菌添加的水解配方，可显著减少其他过敏症状的发生率，并且可以促进此类患儿的口服耐受。

对于过敏性疾病症状显著的患儿，当不能确定过敏原诱发因素或过敏原避免对症状改善无明显效果时需应用药物治疗。口服抗组胺药可有效缓解 AD 的瘙痒症状，而口服或鼻用抗组胺药则有效缓解 AR 相关症状，如鼻痒、喷嚏等。第一代抗组胺药中枢镇静作用较强，婴儿可用于治疗 AD，如马来酸氯苯那敏。第二代抗组胺药代表性药物为西替利嗪、氯雷他定，多用于年长儿 AR 治疗，镇静作用轻微，如西替利嗪已有大量证据表明其为治疗儿童过敏性疾病安全有效的用药。"过敏性鼻炎及其对哮喘的影响"（Allergic Rhinitis and its Impact on Asthma，ARIA）指南关于口服 H1 抗组胺药的药理学、对 AR 的临床疗效和安全性进行了综合评价，并有报道认为新药比拉斯汀（bilastine）可用于 AR 治疗。对于中 - 重度 AR 患儿，在鼻喷或吸入糖皮质激素基础上可联合应用白三烯受体拮抗剂（如孟鲁司特）治疗，国外有指南建议孟鲁司特可用于 6 岁以上季节性 AR 患儿，虽然其疗效弱于抗组胺药和鼻喷激素，但联合用药可保证临床疗效，不过仍需大规模临床研究证实。我国北京有研究认为，儿童过敏性疾病具心身共患特点，综合评估更能反映临床疗效，而在常规治疗基础上加服孟鲁司特，可增强过敏性疾病的综合疗效。

相比对症用药，过敏原特异性免疫治疗（又称脱敏治疗）则是可能改变过敏性疾病病情发展的唯一治疗。意大利有研究认为，对于 5 岁以上儿童及成人，特异性免疫治疗联合单纯用药可有效阻止鼻炎向哮喘的进展。而对于儿童，舌下免疫治疗因其安全无创而受到关注，有研究显示，以同季节草木花粉过敏原做舌下脱敏治疗，持续 3 年，在改善花粉症患儿症状的同时，可有效减少该类患儿季节性哮喘的发病，并可降低进展哮喘的风险。脱敏治疗可防止户尘螨过敏患儿发生新的变应原致敏，但对于舌下脱敏的此效应，结果不甚一致。

小结

儿童过敏性疾病患病率逐渐增高，应不断加强对从湿疹到哮喘的过敏进程的认识，依照现有研究，儿童过敏进程的理想干预是"防"，药物治疗可有效对症，而脱敏治疗则可改变病程，但治疗的对象应有一定的适用人群。

（高　琦　申昆玲）

参考文献

1. Horwood LJ, Fergusson DM, Shannon FT. Social and familial factors in the development of early childhood asthma [J]. Pediatrics, 1985,75(5):859-868.

2. Saunes M, Oien T, Dotterud CK, et al. Early eczema and the risk of childhood asthma: a prospective, population-based study [J]. BMC Pediatr, 2012,12:168.

3. von Kobyletzki LB, Bornehag CG, Hasselgren M, et al. Eczema in early childhood is strongly associated with the development of asthma and rhinitis in a prospective cohort [J]. BMC Dermatol, 2012,12:11.

4. Carlsten C, Dimich-Ward H, Ferguson A, et al. Atopic dermatitis in a high-risk cohort: natural history, associated allergic outcomes, and risk factors [J]. Ann Allergy Asthma Immunol, 2013,110(1):24-28.

5. Amat F, Saint-Pierre P, Bourrat E, et al. Early-onset atopic dermatitis in children: which are the phenotypes at risk of asthma? Results from the ORCA cohort [J]. PLoS One, 2015, 10(6):e0131369.

6. Lee E, Lee SH, Kwon JW, et al. A rhinitis phenotype associated with increased development of bronchial hyperresponsiveness and asthma in children [J]. Ann Allergy Asthma Immunol, 2016,117(1):21-8 e1.

7. Wananukul S, Chatproedprai S, Tempark T, et al. The natural course of childhood atopic dermatitis: a retrospective cohort study [J]. Asian Pac J Allergy Immunol, 2015,33(2):161-168.

8. Lee E, Lee SH, Kwon JW, et al. Atopic dermatitis phenotype with early onset and high serum IL-13 is linked to the new development of bronchial hyperresponsiveness in school children [J]. Allergy, 2016,71(5):692-700.

9. Celakovska J, Ettlerova K, Ettler K, et al. Sensitization to aeroallergens in atopic dermatitis patients: association with concomitant allergic diseases [J]. J Eur Acad Dermatol Venereol, 2015,29(8):1500-1505.

10. Alduraywish SA, Standl M, Lodge CJ, et al. Is there a march from early food sensitization to later childhood allergic airway disease? Results from two prospective birth cohort studies [J]. Pediatr Allergy Immunol, 2017, 28:30–37.

11. Bantz SK, Zhu Z, Zheng T. The Atopic March: Progression from Atopic Dermatitis to Allergic Rhinitis and Asthma [J]. J Clin Cell Immunol, 2014,5(2) pii: 202.

12. Belgrave DC, Granell R, Simpson A, et al. Developmental profiles of eczema, wheeze, and rhinitis: two population-based birth cohort studies [J]. PLoS Med. 2014,11(10):e1001748.

13. Goksor E, Loid P, Alm B, et al. The allergic march comprises the coexistence of related patterns of allergic disease not just the progressive development of one disease [J]. Acta Paediatr, 2016,105(12):1472-1479.

14. Melioli G, Marcomini L, Agazzi A, et al. The IgE repertoire in children and adolescents resolved at component level: a cross-sectional study [J]. Pediatr Allergy Immunol, 2012, 23(5):433-440.

15. Nissen SP, Kjaer HF, Host A, et al. The natural course of sensitization and allergic diseases from childhood to adulthood [J]. Pediatr Allergy Immunol, 2013,24(6):549-555.

16. Kim HY, Shin YH, Yum HY, et al. Patterns of sensitisation to common food and inhalant allergens and allergic symptoms in pre-school children [J]. J Paediatr Child Health, 2013,49(4):272-277.

17. Ballardini N, Bergstrom A, Wahlgren CF, et al. IgE antibodies in relation to prevalence and multimorbidity of eczema, asthma, and rhinitis from birth to adolescence [J]. Allergy, 2016,71(3):342-349.

18. Egawa G, Kabashima K. Multifactorial skin barrier deficiency and atopic dermatitis: Essential topics to prevent the atopic march [J]. J Allergy Clin Immunol, 2016,138(2):350-358 e1.

19. Hogan MB, Peele K, Wilson NW. Skin barrier function and its importance at the start of the atopic march [J]. J Allergy (Cairo), 2012,2012:901940.

20. Kelleher MM, Dunn-Galvin A, Gray C, et al. Skin barrier impairment at birth predicts food allergy at 2 years of age [J]. J Allergy Clin Immunol, 2016,137(4):1111-1116, e1-8.

21. Marenholz I, Nickel R, Ruschendorf F, et al. Filaggrin loss-of-function mutations predispose

to phenotypes involved in the atopic march [J]. J Allergy Clin Immunol, 2006,118(4):866-71.

22. Saunders SP, Moran T, Floudas A, et al. Spontaneous atopic dermatitis is mediated by innate immunity, with the secondary lung inflammation of the atopic march requiring adaptive immunity [J]. J Allergy Clin Immunol, 2016,137(2):482-491.

23. Marenholz I, Esparza-Gordillo J, Ruschendorf F, et al. Meta-analysis identifies seven susceptibility loci involved in the atopic march [J]. Nat Commun, 2015,6:8804.

24. Zhang Z, Hener P, Frossard N, et al. Thymic stromal lymphopoietin overproduced by keratinocytes in mouse skin aggravates experimental asthma [J]. Proc Natl Acad Sci USA, 2009,106(5):1536-1541.

25. Han H, Xu W, Headley MB, et al. Thymic stromal lymphopoietin (TSLP)-mediated dermal inflammation aggravates experimental asthma [J]. Mucosal Immunol, 2012,5(3):342-351.

26. Demehri S, Yockey LJ, Visness CM, et al. Circulating TSLP associates with decreased wheezing in non-atopic preschool children: data from the URECA birth cohort [J]. Clin Exp Allergy, 2014,44(6):851-857.

27. Kull I, Bohme M, Wahlgren CF, et al. Breast-feeding reduces the risk for childhood eczema [J]. J Allergy Clin Immunol, 2005,116(3):657-661.

28. Sánchez‐Valverde F, Gil F, Martinez D, et al. The impact of caesarean delivery and type of feeding on cow's milk allergy in infants and subsequent development of allergic march in childhood[J]. Allergy, 2009, 64(6): 884-889.

29. von Berg A, Filipiak-Pittroff B, Krämer U, et al. Allergies in high-risk schoolchildren after early intervention with cow's milk protein hydrolysates: 10-year results from the German Infant Nutritional Intervention (GINI) study[J]. Journal of Allergy and Clinical Immunology, 2013,131(6): 1565-1573, e5.

30. von Berg A, Filipiak-Pittroff B, Schulz H, et al, Allergic manifestation 15 years after early intervention with hydrolyzed formulas--the GINI Study[J]. Allergy, 2016, 71(2):210-219.

31. Majamaa H, Isolauri E. Probiotics: a novel approach in the management of food allergy[J]. Journal of Allergy and Clinical immunology, 1997, 99(2): 179-185.

32. Canani TB, Costanzo MD, Bedogni G, et al. Extensively hydrolyzed casein formula containing Lactobacillus rhamnosus GG reduces the occurrence of other allergic manifestations in children with cow's milk allergy: 3-year randomized controlled trial[J]. J Allergy Clin Immunol, 2017,139:1906-1913.

33. 向莉, 申昆玲. 儿童常见过敏性疾病诊疗概述 [J]. 中国医学前沿杂志 (电子版), 2013 (8):1-5.

34. Scordamaglia F, Compalati E, Baiardini I, et al. Levocetirizine in the treatment of allergic diseases[J]. Expert Opin Pharmacother, 2009,10(14):2367-2377.

35. Bousquet J, Ansótegui I, Walter Canonica G, et al. Establishing the place in therapy of bilastine in the treatment of allergic rhinitis according to ARIA: evidence review[J]. Current Medical Research & Opinion, 2011, 28(1): 131-139.

36. Yilmaz O, Altintas D, Rondon C, et al. Effectiveness of montelukast in pediatric patients with allergic rhinitis[J]. International Journal of Pediatric Otorhinolaryngology, 2013, 77(12): 1922-1924.

37. 聂亚玲, 许鹏飞, 史杰. 孟鲁司特治疗小儿过敏性疾病疗效观察 [J]. 中国实用儿科杂志, 2012, 27(6): 449-451.

38. Marogna M, Falagiani P, Bruno M, et al. The allergic march in pollinosis: natural history and therapeutic implications[J]. International Archives of Allergy and Immunology, 2004, 135(4): 336-342.

39. Novembre E, Galli E, Landi F, et al. Coseasonal sublingual immunotherapy reduces the development of asthma in children with allergic rhinoconjunctivitis[J]. Journal of Allergy and Clinical Immunology, 2004, 114(4): 851-857.

第 **1** 章

过敏疾病概述

过敏是当今世界最常见的慢性疾病之一，近年来，其发病率逐年升高，严重影响患者的生活质量。在 20 世纪初，过敏被视为罕见病，但过去几十年的疾病负担急剧增加，工业和技术革命导致环境发生了变化，包括气候变化、污染和微生物的消毒处理，加之城市久坐的生活方式，对人体正常免疫和感染的平衡产生了很大的影响。

过敏性疾病是一种全身性疾病，几乎可以累及身体的每一个器官，因此，症状广泛。欧洲的研究表明，多达 30% 的人口患有过敏性鼻结膜炎，20% 的人患有哮喘，15% 的人患有过敏性皮肤病。世界其他地区也有类似报道，比如美国和澳大利亚。食物过敏发病率逐年升高，加之职业过敏、药物过敏和昆虫叮咬（偶尔致命），这些过敏疾病进一步加重了过敏性疾病的流行。过敏性疾病并不全部是轻症，反而相当大比例（15%～20%）是重症，病人由于有哮喘发作或过敏性休克的危险，而始终处于恐惧死亡的状态。尤为重要的是大多数过敏性疾病始于儿童期和青壮年时期。

过敏性疾病严重影响患者本人及其家庭的生活质量，影响他们的个人发展、职业规划和生活方式的选择。过敏可能影响睡眠和情绪、学业或工作能力以及社交活动。例如，43% 的过敏性鼻 - 结膜炎患者有睡眠障碍，39% 的患者难以入睡。学龄期儿童中鼻炎患者考试失利的可能性增加了 40%～70%。过敏患者有较高的发展为抑郁症的风险。过敏对生活质量的影响甚至比其他更为严重的疾病对生活质量的影响更大。

过敏性疾病除对患者本人和家庭造成影响之外，也严重加重了社会的经济负担。过敏性疾病发病率的增高，医疗服务人力成本的增加，住院和药品费用的增加，数以百万计的因缺勤或者劳动效率降低而造成的生产力损失，加之目前久坐的生活方式、人口老龄化和不断变化的环境，均可能使社会的经济负担日益加重。因此世界各国非常重视过敏性疾病的管理。我国对过敏性疾病的研究起步较晚，加强对过敏性疾病的认识，探索过敏的原因和机制，强化过敏性疾病的管理，是当前十分重要的任务。

【病因学】

过敏性疾病的发生发展取决于遗传和环境因素，但患病率的升高主要与环境因素有关。社会经济背景、家庭规模、城市居住条件、农场暴露、感染史、饮食、肥胖、某些药物的使用、烟草烟雾暴露和室内和室外空气污染是与特应性疾病相关的因素。我们要保持对因果分析的开放性思维，发现线索并加以深入研究，找出致敏因素与过敏症状之间的关系。最好结合患病人口特征，最好做队列研究，对患病风险因素加以分析（包括基因 - 环境相互作用）。

空气变应原是过敏性疾病的主要诱因，尤其是气道过敏性疾病。应开展环境中过敏原（花粉、霉菌等）、空气污染 / 空气质量的监测，并对公众预报，这样有助于查找过敏性疾病，尤其是气道疾病的原因，并有效地为过敏患者服务。

【诊断】

对于 I 型速发型过敏性疾病，如过敏性鼻炎、过敏性哮喘、食物过敏和少部分药物过敏等特异性过敏原的诊断，目前临床上常采用的方法为体内检测，包括点刺试验和皮内试验，还有体外检测，即对特异性 IgE 的检测。必要时需要进行过敏原激发试验。

开展过敏原特异性诊断，首先需要具备经过培训的医生和技术人员，严格掌握好适应证和禁忌证，采用标准的方法进行操作和结果判读，并且要具备急救设备，以防体内检测发生严重过敏反应时急救之需。

过敏性疾病的诊断不能单纯以过敏原检测结果为依据，要紧密结合病史和体格检查。不论体内诊断还是体外诊断，均存在敏感性好而特异性差，激发试验才是诊断的金标准，尤其是对于食物过敏，一定避免不必要的禁食。目前由不恰当的禁食引起的营养问题已日渐突出，尤其是对于儿童。

对于 IV 型变态反应性疾病，如接触性皮炎，建议采用斑贴试验进行过敏原的检测。

【管理】

一、管理过敏性疾病的必要条件

我国目前的医学本科教育中，尚未将过敏专业作为必修课授课，仅有少数医学院校将其作为选修课进行授课。面对日渐增多的过敏患者，首先需要大力提倡过敏专科医师的培训，并且持续不断地进行继续教育，提高过敏医师的水平；其次，过敏专科的过敏原特异性诊断，需要专门的技术人员进行检测和结果判读，因此这些技术人员同样需要专门的技术培训，并不断参加继续教育；再次，与其他学科一样，过敏专科的发展，同样需要配备专门的研究人员，只有这样，才能够对过敏性疾病从发病机制的探讨到科学诊断和防治进行全方位的科学管理。

除了对过敏专科医技人员进行培训外，医院尚应具备一定的设备条件。需要必备的空间开展过敏原的体内检测（皮内试验、点刺试验）、体外检测（特异性 IgE）以及过敏性疾病相关的检查（如肺功能、鼻通气和呼出气一氧化氮检测等）。如开展激发试验，需要必备的空间和必要的设备对患者进行观察。

同时，为了防止体内检测、激发试验和免疫治疗过程中发生的严重过敏反应，需要具备必要的抢救观察床位、急救设备（吸氧设备、心电监护仪、输液仪器、心肺复苏仪器等）及急救药品（肾上腺素等）。为了开展免疫治疗，需要免疫治疗的配药室（配备无菌操作台）和注射室等。

二、慢性呼吸道过敏性疾病的管理

过敏性鼻炎和哮喘常发生于同一患者，二者具有相似的流行病学、共同的发病机制，被称为慢性呼吸道过敏性疾病。哮喘和鼻炎目前被认为是这一常见综合征的部分表现。另外，最常见的过敏性结膜炎经常与鼻炎同时发生，因此也常常称为"过敏性鼻结膜炎"。

世界范围内，约高达三分之一的成年人患有过敏性鼻炎，因此对社会经济具有重大影响。尽管如此，仍有很多患者没有进行过敏原的诊断，没有针对过敏原的避免和预防，更没有进行特异性免疫治疗。

哮喘同样是一个重大的全球性健康问题，虽然多数哮喘患者可以利用已有的治疗方法进行控制，但目前对重症哮喘的控制仍不理想，这部分患者的花费更加巨大。其原因之一仍是大部分患者没有进行过敏原的检查，没有进行针对过敏原的预防和针对性治疗。

建议将过敏性鼻炎和哮喘作为一种严重的慢性疾病进行管理，建立一个大型临床研究标本库（包括 DNA、血清、灌洗液和其他生物样品），对内型 / 表型特异性生物标志物进行检测，临床上进行循证医学研究，以提高循证医学的证据基础，进行早期的具体诊断和适当的管理，制定特异的有针对性的治疗方法，减轻其负担。

▌三、皮肤过敏性疾病的管理

皮肤在过敏反应疾病发生发展中起着重要作用，它是机体第一道接触过敏原的屏障。完整的表皮屏障可保护免疫系统不受外源性过敏原的影响，而皮肤屏障的损伤，无论是器质性还是功能性损伤，都可导致过敏原渗透到表皮下并促进过敏的发生。皮肤作为致敏途径不再被视为局限性皮肤过敏，而是越来越多地被认为是导致其他器官过敏的途径。

过敏性进程开始于新生儿皮肤。在儿童期保护皮肤完整性和皮肤微生物平衡，是一种预防过敏性疾病自然进程的传统方法。回避真正过敏原以及早期摄入可能致敏的食物，可以提高食物耐受性和降低敏感性。

特应性皮炎是最常见的慢性炎症性皮肤病之一，与其他常见的慢性疾病相比，特应性皮炎的直接和间接成本非常高。然而其治疗方法很有限，需要新的药物，如生物制剂，包括针对免疫系统、皮肤屏障和皮肤微生物群的生物制剂。改善皮肤屏障功能的方法是未来研究的重要焦点。从分子遗传学的进展来看，遗传和上皮功能密切相关，上皮屏障功能障碍在其他过敏性疾病（如哮喘和鼻炎）的发病机制中的作用变得越来越重要。

接触性皮炎是最常见的与职业相关的疾病之一，会给患者本人和社会造成沉重的负担。在诊断方面，需要强调斑贴试验的作用。儿童接触性过敏的诊断存在严重不足，应该进行更广泛和深入的研究。

值得一提的是随着科技的发展，新的接触性过敏原也不断出现，如随着钯在电子设备、牙科合金、珠宝和汽车尾气催化转化器中应用的增加，它的致敏潜力也越来越大，已经成为21世纪"金属过敏"的新致敏原，因此对于钯过敏的情况要加强防护。

四、食物过敏、饮食与营养管理

食物过敏是发生严重过敏反应的主要原因，此外有一些其他疾病也和食物有关，如嗜酸细胞性食管炎和胃肠炎。关于食物过敏的诊断，目前我国临床应用的主要方法是皮肤点刺试验和特异性IgE检测试验，这两种方法的敏感性好，但特异性差，判断是否食物过敏原需要紧密结合病史。激发试验是诊断食物过敏的金标准。研究表明患者自报食物过敏率远高于激发试验的结果，并由此进行盲目避食，导致营养缺乏。

关于嗜酸细胞性食管炎和胃肠炎的诊断，需要依赖病理检查。

此外，目前我国的食品标签仍然是一个重要问题，需要多方面加强食物标签的管理，为过敏患者提供参考。

研究表明一些食物的免疫治疗具有较好的临床疗效，但目前国内仍处于研究阶段。

五、药物过敏的管理

约7%的人口受药物过敏反应（drug hypersensitivity reactions，DHR）的困扰，代表着一个重要的公共卫生问题。临床上最常见的临床表现为荨麻疹和班丘疹，虽然发生其他严重过敏反应的频率较低，但却有较高的病死率，比如全身过敏和中毒性表皮坏死松解症（toxic epidermal necrolysis，TEN）。

DHR代表了一个日益严重的健康问题，在未来几十年内，其患病率会逐渐增加。首先，新的生物制剂不断进入市场，如单克隆抗体，越来越多的患者将应用这些药物。这种制剂与免疫系统相互作用，可能引起严重的超敏反应。其次，非处方药越来越多地使用，可能会因为缺乏医疗监管而增加药物不良反应的风险。最后，多种药物的联合应用，特别是在老年人中，可能发生速发药物反应，且症状严重。值得一提的是，阿司匹林（ASA），以及广泛用于心血管疾病的其他药物如 ACE 抑制剂和 β 受体阻滞剂，可能加重过敏反应的发生和发展。

DHR 的发病机制复杂，导致诊断和治疗困难。目前尚缺乏标准化的皮肤试验试剂。嗜碱性粒细胞激活试验（BAT）、淋巴细胞转化试验（LTT）有望应用于 DHR 的诊断。但由于我们不知道疾病的自然病程，目前还不清楚是否要终身回避过敏原。药物过敏的免疫治疗，目前主要是基于病例报告，仍需要进行大规模研究。

六、过敏性疾病的免疫治疗

过敏原特异性免疫治疗，首先要明确诊断，明确与疾病相关的过敏原，评估适应证和禁忌证，选择恰当的免疫治疗成分，并与患者及时准确地沟通该疗法的疗程及注意事项，评估患者的依从性，最终进行免疫治疗。免疫治疗的患者需定期复查，并不断进行评估，如出现新的禁忌证，应及时调整治疗。

如出现多重过敏原，注意有些免疫治疗组分（如霉菌和昆虫）具有酶的活性，应与其他疫苗分开储存，治疗时间间隔至少 30 分钟。

【总结】

近年来，尽管近年来过敏性疾病的诊断、治疗和基础科学研究取得迅速进展，但由于过敏性疾病的发病机制复杂，临床表现广泛，因此过敏性疾病的诊断和治疗仍有许多待提高之处。过敏原组分诊断有望成为下一代的诊断工具，这将为过敏性疾病提供更加精准的诊断，同时也为免疫治疗组分的选择提供了有利依据。近年来上市的生物制品，实现了部分过敏性疾病的靶向治疗，联合已经成熟的抗原特异性的免疫治疗，将使过敏性疾病的治疗上一个新台阶，这也将极大地提高对严重过敏性疾病以及难治性过敏性疾病的管理质量。

（支玉香）

参考文献

1. Hansen TE, Evjenth B, Holt J. Increasing prevalence of asthma, allergic rhinoconjunctivitis and eczema among schoolchildren: three surveys during the period 1985–2008[J].Acta Pediatrica, 2013, 102: 47–52.

2. Asher MI, Montefort S, Björksten B, et al. Worldwide trends in the prevalence team of symptoms of asthma, allergic rhinoconjunctivitis, and eczema in childhood: ISAAC Phases One and Three repeat multicountry cross-sectional surveys[J]. Lancet, 2006,368:733-743.

3. Pearce N, Aït-Khaled N, Beasley R, et al. Worldwide trends in the prevalence of asthma symptoms: phase III of the International Study of Asthma and Allergies in Childhood (ISAAC)[J]. Thorax, 2007,62:758-766.

4. Cheng L, Chen J, Fu Q, et al. Chinese Society of Allergy Guidelines for diagnosis and Treatment of Allergic Rhinitis[J]. Allergy Asthma Immunol Res, 2018,10(4): 300-353.

5. 中华医学会皮肤性病学分会儿童皮肤病学组 . 中国儿童特应性皮炎诊疗共识 (2017 版) [J]. 中华皮肤科杂志 , 2017 , 50 (11):784-789.

6. World Health Organization. FSn307 Asthma[EB/OL]. [2017-8-31] https://www.who.int/news-room/fact-sheets/detail/asthma.

7. Wertz DA, Pollack M, Rodgers K, et al. Impact of asthma control on sleep, attendance at work, normal activities, and disease burden[J]. Ann Allergy Asthma Immunol, 2010, 105(2):118–123.

8. Valovirta E. EFA Book on Respiratory Allergies – Raise Awareness, Relieve the Burden[EB/OL].[2011] http://www.efanet.org/images/documents/EFABookonRespiratoryAllergiesFINAL.pdf .

9. European Respiratory Society. European Lung White Book – The First Comprehensive Survey on Respiratory Health in Europe[R]. [2003] https://www.erswhitebook.org/.

10. Sánchez-Borges M, Fernandez-Caldas E, Thomas.WR, et al. International consensus (ICON) on: clinical consequences of mite hypersensitivity, a global problem[J]. World Allergy Organization Journal, 2017, 10:14.

11. Faurschou A, Menné T, Johansen JD,et al. Metal allergen of the 21st Century - a review on exposure, epidemiology and clinical manifestations of palladium allergy[J]. Contact Dermatitis. 2011, 64:185–195.

12. Gomes ECM, Praca F, Gomes L, et al. Self-reported drug allergy in a general adult Portuguese population[J]. Clin Exp Allergy, 2004, 34:1597–1601.

第 **2** 章

过敏性鼻炎

过敏性疾病是指当特异性个体在接触到抗原刺激时，其自身免疫系统发生的一种可造成机体生理功能紊乱或组织损伤的免疫应答。过敏性鼻炎（allergic rhinitis，AR）是临床上十分常见并严重影响患儿生活质量的过敏性疾病。随着现代化和工业化进程的发展，人们的生活方式和生活环境不断改变，AR 的发病率日益增加，且病情日趋复杂化。目前，中国 AR 的发病率约为 10%，并且呈发病率增加的趋势。2005 年一项针对武汉市 3 ~ 6 岁儿童进行的问卷结合皮肤点刺试验（skin prick test，SPT）的调查中，经确诊的 AR 患病率为 10.8%。2007 年针对北京市中心城区和郊区 3 ~ 5 岁儿童进行的调查显示，经确诊的 AR 患病率分别为 19.5% 和 10.8%。同样，作为过敏性鼻炎的相关性疾病，第三次中国城市儿童哮喘流行病学调查表明，43 个城市中 0 ~ 14 岁儿童哮喘总患病率为 3.02%，其中超过 50% 的哮喘患儿合并 AR。

【发病机制】

当机体暴露于环境，接触过敏原后，过敏原被抗原递呈细胞捕获，诱导 T 辅助 2 型细胞释放细胞因子，诱导 B 细胞产生特异性免疫球蛋白 E（sIgE）。sIgE 与肥大细胞特异性受体相结合，形成复合体。当机体再次接触过敏原，过敏原与上述复合体结合，肥大细胞通透性增加，释放组胺、白三烯类炎症介质导致细胞激活，引起过敏性鼻炎的症状。

AR 具有明显的家族遗传特征。文献报道，若父母双方均非特应性体质，则儿童的患病率为 13%；若父母一方为特应性体质，则儿童患病率为 29%；若父母双方均为特应性体质，则儿童患病率升至 47%。

【诊断】

一、分类

儿童 AR 根据过敏原种类区分为两类：一类为季节性 AR，其致敏原主要包括花粉、真菌等；一类为常年性 AR，其致敏原包括螨虫、蟑螂、动物皮屑等。AR 发作存在环境特征，中国北方地区，包括内蒙古、山西、河北、东北等地，每年 7 月末至 10 月中旬秋季花粉浓度明显增高，造成当地居民季节性过敏症状显著增加。

二、临床表现

典型 AR 的临床表现包括：阵发性喷嚏、清水样涕、鼻塞和鼻痒，伴有眼痒、结膜充血等眼部症状。有些患儿的临床表现不典型，且经常由患儿家长转述，如有的 AR 患儿以习惯性清咽、鼻塞症状为主诉；因有的患儿症状与感染性鼻炎或病毒性呼吸道感染相似，所以家长常描述患儿有反复感冒症状；有的则因鼻腔分泌物倒流到咽部，以咳嗽为主诉等。症状明显的患儿可表现为"变应性敬礼"动作，即为减轻鼻痒和使鼻腔通畅而用手掌或手指向上揉鼻。鼻部查体可发现鼻黏膜苍白、水肿，鼻腔水样分泌物等典型症状，症状严重患儿可表现为变应性黑眼圈和变应性皱褶。

三、实验室检查

临床上 AR 的诊断除需要具备上面提到的临床症状和体征外，还应完善过敏原检测，至少一种过敏原 SPT 和 / 或血清特异性 IgE 阳性。其中 SPT 检测具有较高的敏感性和特异性，主要适用于年龄较大患儿，血清特异性 IgE 检测适用于各年龄段患儿，且不受用药与否的限制；部分患儿外周血检结果提示嗜酸性粒细胞比例升高。

秉承"同一气道、同一疾病"的理念，AR 患儿常合并支气管哮喘，因而在 AR 患儿的病史询问中，除鼻部症状以外，同时一定要注重咳喘症状的询问。如果患儿疑似存在下气道症状，应完善肺功能检查。

【鉴别诊断】

1. **感染性鼻炎**　是临床上常见的需要鉴别诊断的情况。儿童 AR 和由病毒或细菌引起的感染性鼻炎的起病初期症状十分类似，均表现为喷嚏，流清涕、鼻塞等症状。但感染性鼻炎的发生规律性没有 AR 明显，且常伴有发热、头疼、乏力、四肢酸痛等症状，过敏原检测结果阴性，血常规检查嗜酸细胞计数正常。

2. **血管运动性鼻炎** 又称特发性鼻炎，其发病机制不明，与鼻黏膜的自主神经功能异常有关，诱因包括冷热空气、气味、烟雾、体育运动等，主要症状为阵发性喷嚏，大量清涕。过敏原检测阴性，嗜酸细胞计数正常。

3. **脑脊液鼻漏** 该病多有外伤史，反复化脓性脑炎病史，流清水样涕，无鼻痒症状，流出液成分与脑脊液相近，过敏原检测阴性，嗜酸细胞计数正常。

4. **儿童鼻 - 鼻窦炎** 指鼻窦与鼻腔黏膜的炎症性疾病，主要症状为鼻塞、黏性或黏脓性鼻涕。可伴有头面部胀痛、嗅觉减退或丧失。鼻内镜检查可见来源于中鼻道、嗅裂的黏性或黏脓性分泌物。鼻窦 CT 扫描显示窦口鼻道复合体和 / 或鼻窦黏膜炎性改变。诊断时依据临床症状、鼻内镜检查和 / 或鼻窦 CT 结果进行（影像学检查不是诊断儿童鼻窦炎的必要因素）。

5. 儿童 AR 必要时还可与非过敏性鼻炎伴嗜酸性粒细胞增多综合征、激素性鼻炎、药物性鼻炎、阿司匹林不耐受三联征等儿童不常见疾病相鉴别。

【治疗和预后】

一、治疗原则

治疗原则为"环境控制、药物治疗、免疫治疗、健康教育"四位一体原则，做到防控结合。本病目前虽不能达到彻底治愈，但通过上述规范化综合治疗，患儿的症状可以得到很好的控制，并改善提高患儿生活质量。

环境控制是 AR 治疗中的重要一环，虽然在日常生活中很难做到，我们可以通过过敏原回避的方法，减少过敏原对机体的刺激。研究表明，在花粉季来临的季节，应尽量减少户外活动及开窗通风。在机体暴露于花粉环境时，可选择使用特制的口罩、眼镜、鼻腔过滤器、花粉阻隔剂等，减少鼻部黏膜与花粉的接触，减轻患儿鼻部及眼部症状。

二、药物治疗

目前儿童 AR 的治疗仍以药物治疗作为主要治疗方式，目前推荐使用的一线药物有鼻用激素、抗组胺药物、抗白三烯药物。根据患儿病情的不同，选择不同种类的药物治疗，儿童用药时除考虑疗效外，还应重点关注用药安全性问题。儿童 AR 的治疗应遵循阶梯治疗的方案（图 2-1）。

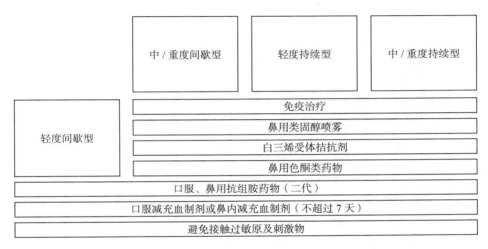

图 2-1　过敏性鼻炎阶梯治疗方案

（一）糖皮质激素

具有高度抗炎，抗水肿和抗过敏作用，且为非特异性，对各种炎症均有效。鼻用糖皮质激素作为儿童 AR 治疗的一线药物，可以使较高浓度的药物直接作用于鼻黏膜表面的受体上，起到治疗的效果。局部糖皮质激素使用后可缓解 AR 患儿鼻痒、流涕、鼻塞、喷嚏等全部症状，也可间接改善眼痒症状，是目前 AR 治疗最有效的药物，临床上主要用于中重度 AR 的治疗，2010 年国际指南 ARIA 推荐鼻用糖皮质激素治疗过敏性鼻炎（强烈推荐，高质量证据）；2013 年国际指南 EAACI 儿童过敏性鼻炎意见书，大量研究推荐儿童和青少年使用鼻用糖皮质激素；2014 年国际指南日本过敏性鼻炎指南，鼻用糖皮质激素具有强有力的疗效，相对快速起效，并且较少的副作用；2014 年美国指南 AAO-HNS 过敏性鼻炎指南强烈推荐鼻用糖皮质激素治疗过敏性鼻炎。儿童使用的建议疗程 4 周，轻度 AR 患儿也可选择该药物的使用，疗程 2 周以上。文献报道持续使用效果明显优于间断使用。鼻用糖皮质激素的安全性及耐受性良好，使用后局部副反应较轻，主要表现为鼻腔干燥、局部刺激和鼻出血等。为减少上述副反应的发生，建议喷药时将喷头朝向鼻腔外侧壁，避免将药物喷在鼻中隔黏膜上。即使是局部糖皮质激素的使用，儿童安全性问题仍然不能忽视。使用时建议使用全身生物利用度低的产品。口服糖皮质激素在儿童 AR 治疗中不推荐使用。

（二）抗组胺药物

抗组胺药可以直接阻断组胺与 H1 受体的结合，发挥拮抗组胺作用，称为 H1 受体拮抗剂。其主要作用竞争性结合 H1 受体、稳定其非活性构象，使平衡向非活性细胞状态转换。还有研究表明，二代抗组胺药具有一定的抗炎作用，可以抑制炎性细胞的浸润和聚集，稳定肥大细胞膜，抑制肥大细胞脱颗粒，以及白三烯、5 羟色胺等炎性介质的释放。

作为儿童 AR 的一线治疗药物，第二代抗组胺药具有起效迅速，作用时间长，能缓解鼻痒、喷嚏、流涕及眼部症状的特点，贯穿于儿童 AR 阶梯治疗的全过程。疗程不少于 2 周。儿童用药时应注意说明书上提示的适用年龄和推荐剂量。为服用方便，5 岁以下儿童推荐使用糖浆或颗粒剂型的口服抗组胺药。第二代口服抗组胺药物还具有良好的安全性，其不易透过血脑屏障，从而减少中枢抑制作用，镇静及嗜睡等不良反应较少见。第二代口服抗组胺药还具备预防治疗的作用，对花粉过敏的患儿，建议在致敏花粉播散前使用，有利于症状的控制，并根据花粉播散时间及症状影响决定疗程。

鼻用抗组胺药同样作为儿童 AR 治疗的一线用药，在临床上推荐使用。其疗效与口服二代抗组胺药相当或优于后者。鼻用抗组胺药由于直接作用于鼻黏膜表面靶细胞，在病变部位获得较高药物浓度，因而其起效时间较口服抗组胺药更加迅速。由于起效快，在过敏症状突然发作时也可用其"按需治疗"。对于中重度儿童 AR，建议鼻用抗组胺药与鼻用糖皮质激素联合使用，起效更快，疗效更好。

（三）抗白三烯药物

白三烯是过敏过程中产生的含有半胱氨酰基的一类脂质炎性介质的总

称，其主要作用是舒张血管平滑肌，增加血管通透性，导致局部黏膜水肿，是引起 AR 发病过程中鼻塞症状的主要炎性介质。抗白三烯药物目前分为两类：白三烯受体拮抗剂和白三烯合成抑制剂。目前临床广泛使用白三烯受体拮抗剂，其通过与选择性半胱氨酰白三烯受体 1 相结合，阻断半胱氨酰白三烯生物学作用，发挥疗效。

口服白三烯受体拮抗剂为儿童 AR 的一线治疗药物，临床推荐使用。其对鼻塞症状的缓解优于第二代抗组胺药。对鼻塞为主要症状的 AR 患儿，可单独使用白三烯受体拮抗剂，或与鼻用激素联合使用，疗程 4 周以上。对于过敏性鼻炎合并哮喘的患儿，白三烯受体拮抗剂尤其适用。对于季节性发作的 AR 患儿，在相应流行季节提前 2~3 周使用，可起到预防作用。该药的使用推荐每天 1 次，晚上睡前口服。儿童使用应注意不同年龄选择不同剂量和服用方法。以孟鲁司特为例，2~5 岁患儿可选用 4mg（颗粒剂或咀嚼片），6~14 岁可选用 5mg（咀嚼片）。目前临床中孟鲁司特使用的最小年龄为 1 岁，推荐颗粒剂使用。在过敏性鼻炎的研究中，有学者提出的双通道理论，即激素敏感介质通路和半胱氨酰白三烯通路，由于糖皮质激素不能有效抑制半胱氨酰白三烯的合成及后续的炎症反应过程，因此对鼻用糖皮质激素治疗后鼻部症状（主要是鼻塞）未得到良好控制的中 - 重度 AR 患儿，可考虑联合应用白三烯受体拮抗剂。

（四）二线治疗药物，可酌情选择使用。

1. **肥大细胞膜稳定剂** 其作用机制为抑制细胞内环磷腺苷酸二酯酶，阻止钙离子进入细胞内，稳定肥大细胞膜，阻止肥大细胞脱颗粒，抑制组胺、5- 羟色胺和白三烯的释放，发挥抗过敏作用。其疗效与抗组胺药类似。肥大细胞膜稳定剂安全性及耐受性良好，适用于较小年龄患儿。肥大细胞膜稳定剂还可作为预防用药，在花粉播散前 2 周左右开始使用，对花粉季来临时的症状有缓解作用。

2. **减充血剂** 其作用机制为 α 肾上腺能受体激动剂，引发血管平滑肌收缩，快速缓解鼻塞症状。2 岁以上 AR 患儿可在短期内使用合适浓度的减充血剂，缓解鼻塞症状。

3. **抗胆碱药** 其作用机制为抑制胆碱能神经释放乙酰胆碱，降低迷走神经兴奋，减少腺体分泌和松弛气道平滑肌。鼻用抗胆碱药可明显减少清水样鼻涕。

4. **中药**　有些中草药成分具有抗过敏、抗炎和免疫调节作用。目前尚缺少循证医学证据。

5. **鼻腔冲洗**　鼻腔盐水冲洗作为一种安全、方便、价廉的治疗方法，适用于儿童鼻腔和鼻窦炎性疾病的治疗。应用于儿童 AR，可清除鼻内刺激物、过敏原和炎性分泌物，减轻鼻黏膜水肿，改善黏液纤毛清除功能。是一种很实用的辅助治疗方法。

（五）过敏原特异性免疫治疗

过敏原特异性免疫治疗（allergen-specific immunotherapy，ASIT）为 AR 的一线对因治疗方法，它是目前唯一有可能改变过敏性疾病自然进程的治疗方法。ASIT 有皮下注射特异性免疫治疗（subcutaneous immunotherapy，SCIT）和舌下含服特异性免疫治疗（sublingual immunotherapy，SLIT）两种经典给药形式。SLIT 是世界卫生组织推荐的新型脱敏给药治疗方式，已在世界上许多国家及地区广泛使用。世界过敏组织（World Allergy Organization，WAO）亦推荐将 SLIT 作为临床初始、早期的治疗手段，其应用不需要以对症药物治疗失败为前提。2015 年中华医学会耳鼻咽喉头颈外科分会更新的过敏性鼻炎诊断和治疗指南中，首次将 ASIT 作为过敏性鼻炎的一线治疗，推荐临床使用。目前国内过敏原免疫治疗的适应证主要是尘螨过敏导致的中重度持续性 AR，合并少量其他过敏原的患儿。SLIT 与 SCIT 相比较，具有相当的疗效和更加广阔的适应年龄，可用于儿童 AR 治疗。

作为一种新型的给药方式，SLIT 极大地提高了 ASIT 的安全性。从 1986 年开始在全球范围内使用至今，尚无因 SLIT 导致死亡的案例报道，在 5 岁以下低龄儿童中的安全性也得到证实。研究显示 SLIT 治疗的患者出现过敏反应的几率为每 1 亿次用药出现 1 次过敏反应，其不良反应发生率和不良反应级别远远低于其他 ASIT 给药途径。SLIT 临床最常见的不良反应主要发生在口腔，最常见的是口内麻木、瘙痒感和肿胀，一般出现在用药后；其次是胃肠道反应，包括胃痛、恶心和腹泻等，一部分可能与剂量有关，减量后症状消失，部分患者会出现局部皮疹或疲劳感。绝大部分的患者可以自行缓解或给予对症药物后很快缓解。临床上应选择好该治疗的适应证和禁忌证，治疗过程中出现不良反应时，根据不良反应的分级，做出相应处理。

尽管过敏原特异性免疫治疗具有较好的疗效和安全性，但临床上应选择好该治疗的适应证和禁忌证，治疗过程中出现不良反应时，根据不良反应的分级，做出相应处理。

三、疗效评价

AR 的治疗效果包括近期疗效和远期疗效，近期疗效在治疗结束时做出评价，远期疗效至少在治疗结束后 1 年做出评价。其中包括主观评价和客观评价，儿童 AR 疗效评估主要采用主观评价体系。

1. **症状评分** 主要评价指标包括 4 个鼻部症状（喷嚏、流涕、鼻痒和鼻塞）。可采用"四分法"或"视觉模拟量表"进行评价。

2. **药物评分** 主要用于免疫治疗过程中的疗效评价，主要比较治疗过程中对症药物使用情况，以评价某种干预措施的临床效果。

3. **生活质量评分** 广泛应用于 AR 患者健康生活质量的评价，6 岁以上儿童可选用适合量表进行评估。

客观评价指标包括鼻功能检查、鼻激发试验和血液检查等，目前因年龄问题或无特异性指标问题，未在儿童 AR 治疗中广泛应用。

四、预后

AR 目前尚无法根治，治疗目标是达到并维持临床控制，并减缓 AR 向支气管哮喘进展的可能。健康教育在 AR 的防治体系中具有十分重要的意义。每一名患儿家长充分认识到 AR 的危害，重视该病的规律治疗，增加依从性，从而优化治疗效果。提升医患双方满意度。在首诊过程中，应该让患儿家长了解过敏性疾病的病因、危险因素、自然进程以及疾病的危害，告知家长过敏原检查的必要性和检测方法；指导患儿合理避免过敏原；处方合理的药物，告知药物使用的疗程及用法用量。在每一次随访过程中应详细询问患儿服药情况及病情变化情况，做出相应判断，调整药物使用。在病情得到控制后，还应进一步加强患儿家长教育，告知过敏性疾病的治疗是长期持续的过程，应定期回医院随访。每个患儿均应建立一套完整的随访体系和独立的患者档案，做到个性化治疗，对每个患儿采用最为合理的治疗方案，为患儿的身心健康发育打下良好的基础。

【临床病例】

患儿，男，6 岁，因双侧鼻堵，流涕一周于 2017 年 8 月 1 日就诊，患儿常驻地为内蒙古赤峰市，仔细询问病史，患儿连续两年在当地 7 月末出现鼻痒喷嚏、流清涕、鼻塞等症状，伴有眼痒症状。询问家族史，患儿母亲为支气管哮喘患者。

门诊检查：患儿体温正常，查体见双侧鼻黏膜苍白水肿明显，大量清水样分泌物，双侧球结膜水肿。

问题 1 ► 根据上述病史及查体描述，该患儿的最可能诊断是什么？

思路 1：患儿常驻地为内蒙古赤峰市，连续两年在 7 月末出现鼻痒、喷嚏、流清涕、鼻塞等症状，地域及季节因素十分明显。

思路 2：患儿母亲为支气管哮喘患者。

思路 3：根据患儿的临床症状及查体情况判断患有 AR。

根据患儿的主诉、常驻地、家族史以及门诊查体情况，目前考虑的临床初步诊断为 AR 伴过敏性结膜炎。

问题 2 ► 为了进一步明确患儿 AR 诊断，需要完善何种临床检查？

患儿在门诊进一步完善实验室检查，进行过敏原皮肤点刺检测，提示患儿夏秋季花粉中：大籽蒿 ++++，豚草 ++，葎草 ++；血清特异性 IgE 检测结果阳性，其中艾蒿 6 级，豚草 2 级。患儿血常规检查示外周血中嗜酸性粒细胞比例升高，占 7.8%。该患儿进行了常规肺功能检测，提示肺功能正常。

问题 3 ► 该患儿应如何进行治疗？

根据患儿现有症状制定相应的治疗方法，包括：花粉季减少户外活动，出门使用花粉阻隔剂，每天使用糠酸莫米松喷鼻治疗，口服氯雷他定、孟鲁司特，坚持鼻腔冲洗，并嘱患儿 1 月后复诊。

问题 4 患儿经过一段时间的治疗，如何判断疗效？

患儿于 2017 年 9 月 5 日门诊复查，自述鼻塞、流涕、喷嚏、鼻痒、眼痒症状于用药后 10 天症状基本得到缓解，继续用药 1 月，复查时患儿双侧鼻黏膜无明显水肿，未见异常分泌物。用药前症状评分为 8 分，VAS 评分为 9 分；用药后症状评分为 2 分，VAS 评分 2 分，患儿诉偶有喷嚏、鼻痒症状出现，建议其停用糠酸莫米松喷鼻及孟鲁司特口服，继续口服氯雷他定直至花粉季结束，鼻部症状消失。

（唐力行　谷庆隆）

参考文献

1. 中华耳鼻咽喉头颈外科杂志编辑委员会鼻科组，中华医学会耳鼻咽喉头颈外科学分会鼻科学组．变应性鼻炎诊断和治疗指南（2015 年，天津）[J]．中华耳鼻咽喉头颈外科杂志．2016,51(1)：6-24.
2. 中华医学会儿科学分会呼吸学组．白三烯受体拮抗剂在儿童常见呼吸系统疾病中的临床应用专家共识 [J]．中华实用儿科临床杂志，2016,31(13): 973-977.
3. Kong WJ, Chen JJ, Zheng ZY, et al. Prevalence of allergic rhinitis in 3-6-year-old children in Wuhan of China[J]. Clin Exp Allergy, 2009,39(6): 869-74.
4. Zhang YM, Zhang J, Liu SL, et al. Prevalence and associated risk factors of allergic rhinitis in preschool children in Beijing[J]. Laryngoscope, 2013, 123(1): 28-35.

第 **3** 章

支气管哮喘

儿童支气管哮喘是一种异质性疾病，通常表现为慢性气道炎症，这种慢性炎症导致易感个体气道高反应性，当接触物理、化学、生物等刺激因素时，发生广泛多变的可逆性气流受限，从而引起反复发作的喘息、咳嗽、气促、胸闷等症状，常在夜间和 / 或清晨发作或加剧，多数患儿可经治疗缓解或自行缓解。

支气管哮喘作为最常见的慢性疾病之一，1998 年世界卫生组织估计全球哮喘患者达 1.55 亿，至 2000 年 GINA 委员会又根据在 80 个国家流行病学研究中收集到的标准化数据估计全球患者有 3 亿。近 20 年来，世界上多数国家哮喘患病率呈上升趋势，我国情况也是如此。新近完成的第三次全国城市儿童哮喘流行病学调查显示，我国 14 岁以下城市儿童哮喘总的患病率已由 1990 年的 1.09% 上升至 2010 年的 3.02%，20 年间上升了 177.1%。目前儿童哮喘患病率最高城市达 7.57%，不同年龄段儿童哮喘患病率以学龄前儿童最高（4.15%）。哮喘已成为严重的公共卫生问题，引起了世界各国的极大关注。

【 发病机制 】

支气管哮喘患者的支气管存在三个方面的改变：支气管黏膜的慢性炎症，通常为过敏反应性炎症（allergic inflammation），是哮喘的基本病理改变；慢性炎症引起的支气管高反应性（bronchial hyperresponsiveness，BHR）；患者受到外界刺激后发生的气道的可逆性气流受限。

一、致敏

大多数小儿哮喘为过敏性，患者在初次吸入某种过敏原后，该过敏原进入机体，被抗原提呈细胞（如巨噬细胞、树突状细胞等）吞噬，并将其降解成肽，降解后的抗原肽类与机体的自身抗原标志即 MHC Ⅱ 类分子结合，成为肽 -MHC Ⅱ 类分子复合体，重新出现于抗原提呈细胞表面，T 淋巴细胞（以下简称 T 细胞）主要是 Th 细胞能识别这种经过处理降解过的抗原，并于接受抗原刺激后，在多种因素（如 IL-4）的影响下被激活。从而使 Th1 细胞转变为Th2细胞，它再将抗原信息传递给B淋巴细胞（以下简称B细胞），最后产生特异性IgE抗体。特异性IgE抗体在血液循环中很快结合到肥大细胞（或嗜碱性粒细胞）表面的IgE受体上，使机体处于对该过敏原的致敏状态。这段时期如果患者未接触过敏原，则不会有任何症状，否则会发生IgE介导的气道过敏反应。

已致敏者再次暴露于该过敏原，该过敏原进入体内即结合到肥大细胞的特异IgE上，经过桥联、Ca^{2+}内流等一系列生化改变，肥大细胞被激活，细胞质中的颗粒被释放出来，这一过程称为脱颗粒。颗粒中含有许多预先合成的介质包括组胺、嗜酸性粒细胞趋化因子（eotaxin）和中性粒细胞趋化因子（IL-8）、中性蛋白酶如类胰蛋白酶和肝素等大量重要的炎症介质。这些预先合成的介质引起支气管平滑肌收缩、血管扩张、渗出增加、分泌增多，引起患者咳嗽、喘鸣、胸闷、呼吸困难等症状，即IgE介导的早发相哮喘反应（early asthmatic reaction，EAR）。介质中以组胺最为重要，其作用迅速，可很快引起临床症状，是诱发早期反应的重要介质。另外，脱颗粒的过程中，Ca^{2+}进入细胞膜，激活磷脂酶，将细胞膜内的磷脂裂解，产生花生四烯酸（arachidonic acid，AA），AA通过两个途径（环氧化酶途径和脂氧化酶途径）氧化，最后产生前列腺素（PG）和白三烯C4（leukotriene C4，LTC4）、LTD4、LTE4和血小板激活因子（platelet activating factor，PAF）等使症状持续较长时间。EAR多于1小时后消退。

在过敏原进入机体4~8小时后，部分患者会出现IgE介导的晚发相哮喘反应（late asthmatic reaction，LAR）。在肥大细胞释放的介质中有嗜酸性粒细胞和中性粒细胞的趋化因子，它们分别作用于以上两种细胞，并在黏附分子的协同作用下，从血液中迁移到达局部支气管黏膜。在过敏原进入机体数小时后，嗜酸性粒细胞等炎症细胞到达支气管黏膜表面，在过敏原刺激下活化，产生多种介质如LTC4、LTD4、LTE4和PAF等，使哮喘持续发作。此外，它们还释放多种毒性颗粒蛋白，如主要碱性蛋白（major basic protein，MBP）、嗜酸性粒细胞阳离子蛋白（eosinophil cationic protein，ECP）、嗜酸性粒细胞过氧化物酶（eosinophil peroxidase，EPO）、嗜酸性粒细胞衍生神经毒素（eosinophil-derived neurotoxin，EDN）和嗜酸性粒细胞蛋白X（eosinophil protein X，EPX）。这些毒性物质损伤气道上皮，使哮喘持续达一日至数日，并发生气道高反应性。如环境中过敏原持续存在，则持续诱发症状产生。嗜酸性粒细胞对气道的浸润和对气道上皮的损伤形成了哮喘特有的过敏性炎症，在慢性哮喘中发挥主要作用。LAR 的发生与嗜酸性粒细胞、中性粒细胞、单核细胞等多种炎症细胞的浸润有关。这种以嗜酸性粒细胞浸润为主的过敏反应性炎症是哮喘患者气道病理生理的重要特征。需要注意的是，不仅过敏性哮喘患者气道存在过敏性炎症，部分非过敏性哮喘也存在一定程度的嗜酸性粒细胞性炎症。

除了通过 IgE 介导的途径外，近年来还发现过敏原不通过 IgE，但依赖 T 细胞分泌的淋巴因子直接作用于肥大细胞和嗜酸性粒细胞也能引起炎症过程，即过敏原激活 T 细胞→淋巴因子→肥大细胞和嗜酸性粒细胞，以后的演变相同。

二、呼吸道感染

呼吸道感染被认为一方面病毒直接损伤气道上皮，引起 BHR，使抗原物质易于进入，有利于有害物质的渗入，还为以后继发的细菌感染创造了条件。同时还刺激病毒特异性 IgE 的生成，促使介质释放，在诱发哮喘发作方面发挥重要作用。另外，病毒诱发的哮喘，气道中嗜酸性粒细胞也增多。大量研究表明病毒感染是使哮喘加重的一个重要原因。

三、遗传因素

支气管哮喘患者很多为过敏性体质，而过敏性体质具有明显的遗传性。如父母一方患过敏性疾病，25% ~ 35% 的子代会患过敏性疾病，如父母双方均患过敏性疾病，则子代患过敏性疾病的概率就上升到 40% ~ 60%，如父母患的是同一种过敏性疾病，则 50% ~ 80% 的子代会患病。

四、环境因素

近三十年来过敏性疾病如哮喘、湿疹和花粉症在发达国家中逐渐增多，原因尚未完全阐明。环境和生活方式在过敏性疾病的发生上起了重要作用。

在生命早期大量暴露于过敏原能够促使儿童特别是过敏性体质儿童早期发病。各种环境因素如喂养方式、被动吸烟、病毒感染、早期对过敏原的暴露均可诱导促进 IgE 的合成，影响过敏性疾病的发生。

总之，哮喘是一种异质性（heterogeneous）临床综合征，其所有机制以各种方式相互作用形成了复杂多样的临床表现。

【诊断】

一、哮喘的诊断标准

1. 反复喘息、咳嗽、气促、胸闷，多与接触过敏原、冷空气、物理、化学性刺激、呼吸道感染、运动以及情绪波动（如大笑和哭闹）等有关，常在夜间和 / 或凌晨发作或加剧。

2. 发作时双肺可闻及散在或弥漫性，以呼气相为主的哮鸣音，呼气相延长。

3. 上述症状和体征经抗哮喘治疗有效，或自行缓解。

4. 排除其他疾病所引起的喘息、咳嗽、气促和胸闷。

5. 临床表现不典型者（如无明显喘息或哮鸣音），应至少具备以下 1 项：

（1）证实存在可逆性气流受限：①支气管舒张试验阳性：吸入速效 β_2 受体激动剂（如沙丁胺醇压力定量气雾剂 200～400μg）后 15min，第一秒用力呼气容积（FEV_1）增加 ≥ 12%；②抗炎治疗后肺通气功能改善：给予吸入糖皮质激素和 / 或抗白三烯药物治疗 4～8 周，FEV_1 增加 ≥ 12%。

（2）支气管激发试验阳性。

（3）最大呼气峰流量（PEF）日间变异率（连续监测 2 周）≥ 13%。

符合第 1～4 条或第 4、5 条者，可诊断为哮喘。

二、年幼儿童（5 岁以下）哮喘的临床特征与诊断

儿童哮喘多起始于 5 岁前，具有肺功能损害的持续性哮喘患儿，其肺功能损害往往开始于学龄前儿童。因此从喘息的学龄前儿童中识别出可能发展

为持续性哮喘的患儿尤为重要。

1. 年幼儿童喘息临床表型和自然病程 喘息在学龄前儿童是非常常见的临床表现，非哮喘的学龄前儿童也会发生反复喘息。可将年幼儿童喘息分成 3 种临床表型。

（1）早期一过性喘息：多见于早产儿和父母吸烟者，喘息主要是由于环境因素导致肺的发育延迟所致，随着年龄的增长肺的发育逐渐成熟，大多数患儿在生后 3 岁之内喘息逐渐消失。

（2）早期起病的持续性喘息：3 岁前起病，患儿主要表现为与急性呼吸道病毒感染相关的反复喘息，本人无过敏症状，也无家族过敏性疾病史。喘息症状一般持续至学龄期，部分患儿在 12 岁时仍然有症状。小于 2 岁的儿童，喘息发作的原因通常与呼吸道合胞病毒等感染有关，2 岁以上的儿童，往往与鼻病毒等感染有关。

（3）迟发性喘息 / 哮喘：这些儿童有典型的过敏症背景，往往伴有湿疹，哮喘症状常迁延持续至成人期，气道有典型的哮喘病理特征。

2. 年幼儿童哮喘的诊断 目前尚无特异性的检测方法和指标可用于对学龄前喘息儿童作出哮喘的确定诊断。喘息儿童如具有以下临床症状特点时高度提示哮喘的诊断：

（1）临床表现：反复或持续干咳，夜间可发作加剧，或伴有喘息、气急，运动、大笑、哭闹、被动吸烟可诱发，而与呼吸道感染无关；反复喘息，常睡眠时发生，或病毒性感冒、活动、大笑、哭闹、被动吸烟、接触室内或室外污染空气等诱发；感冒、活动、大笑或哭吵诱发的呼吸困难或气急；活动量减少，不能像其他儿童一样跑步、玩耍或大笑，行走时容易累，需要抱。

（2）具备哮喘发病危险因素：既往有过敏性皮炎、鼻炎等过敏性疾病史或一级亲属（如父母兄妹）有哮喘史。

（3）控制药物治疗有效：给予吸入低剂量糖皮质激素试验性治疗 2 ~ 3 个月，并按需给予吸入短效 β_2 受体激动剂，病情改善，但停药后病情反复。

（4）排除其他喘息性疾病。

3. 哮喘预测指数 能有效地用于预测 3 岁内喘息儿童发展为持续性哮

喘的危险性。哮喘预测指数：在过去 1 年喘息≥ 4 次，具有 1 项主要危险因素或 2 项次要危险因素。

主要危险因素包括：①父母有哮喘病史；②经医生诊断为过敏性皮炎；③有吸入过敏原致敏的依据。次要危险因素包括：①有牛奶过敏原致敏的依据；②外周血嗜酸性细胞≥ 4%；③与感冒无关的喘息。如哮喘预测指数阳性，建议按哮喘规范治疗。

哮喘预测指数阳性：提示预计 6 ~ 13 岁时哮喘的发生危险度升高 4 倍。哮喘预测指数阴性：95% 的哮喘预测指数阴性儿童后期未发展为哮喘。

尽管存在过度治疗的可能性，但与使用抗生素相比，哮喘药物治疗能明显减轻学龄前儿童喘息发作的严重程度并缩短喘息时间。因此，对于反复喘息而抗生素治疗无效的学龄前儿童建议使用哮喘药物诊断性治疗 2 ~ 6 周后再次进行评估。必须强调，学龄前喘息儿童大部分预后良好，其哮喘样症状随年龄增长可能自然缓解，因此，对这些患儿必须定期（3 ~ 6 个月）重新评估以判断是否需要继续抗哮喘治疗。

三、咳嗽变异型哮喘的诊断

咳嗽变异型哮喘是儿童慢性咳嗽最常见的原因之一，以咳嗽为唯一或主要表现，不伴有明显喘息。诊断依据：①咳嗽持续 > 4 周，常在夜间和 / 或清晨发作或加重，运动、遇冷空气后咳嗽加重，以干咳为主；②临床上无感染征象，或经较长时间抗生素治疗无效；③支气管舒张剂诊断性治疗后，咳嗽症状明显缓解；④排除其他原因引起的慢性咳嗽；⑤支气管激发试验阳性和 / 或 PEF 每日变异率（连续监测 1 ~ 2 周）≥ 13%；⑥个人或一、二级亲属有过敏性疾病史，或过敏原检测阳性。以上 1 ~ 4 项为诊断基本条件。

【鉴别诊断】

喘息和咳嗽是儿童呼吸系统疾病中常见的症状，缺乏特异性，年龄越小，尤其是年幼儿童，越可能存在哮喘以外的其他疾病，因此在诊断哮喘之前必须排除其他疾病，如囊性纤维化、异物吸入、原发性纤毛运动障碍、原发性免疫缺陷、先天性心脏病等。以下仅就常见的几个问题加以叙述。

1. **毛细支气管炎**　主要是由呼吸道合胞病毒及副流感病毒感染所致，好发于 2～6 个月婴儿，常于冬春季流行。喘息是婴幼儿急性呼吸道感染最常见的症状，尤其以病毒感染为著。婴儿第一次出现喘息通常是毛细支气管炎，而 1 岁后反复喘息就可能已经发展成哮喘，如抗哮喘治疗有效，则有助于诊断。

2. **异物吸入**　是最常见误诊为支气管哮喘的疾病之一，多见于学龄前儿童，以幼儿最多见。有吸入异物史或异物吸入史不明确，呛咳可有可无，异物吸入后停留在一侧支气管或主气管，肺内可闻及局限性或弥漫性喘鸣音。可疑患儿应行胸部透视检查，动态观察双肺充气及纵隔摆动情况，协助诊断。支气管异物者可有纵隔摆动，或由于一侧气体滞留而出现两肺透光度不一致。但主气管异物，因为双肺的充气情况相同，可不产生随呼吸运动的纵隔摆动。如 X 线检查阴性，仍不能排除异物，可行纤维支气管镜检查明确诊断。偶有食管内异物压迫气道引起喘息，异物取出后喘息即消失。

3. **支气管淋巴结核**　可由肿大淋巴结压迫支气管或因结核病变腐蚀和侵入支气管壁导致部分或完全阻塞，出现阵发性痉挛性咳嗽伴喘息，常伴有乏力、低热、盗汗、体重减轻。应注意询问卡介苗接种史，结核接触史，检查有无卡疤，行 X 线正侧位胸片，因为只拍正位片有时不能将肺门、纵隔和肺段的结构改变观察清楚。虽然现在有结核菌 PCR 检测、结核抗体检测等新的检测方法，但不能替代传统的结核菌素试验。必要时做胸部增强 CT 或纤维支气管镜以确诊。

4. **胃食管反流**　指胃内容物反流至食管，轻者引起上腹部不适、呕吐，重者则可致食管炎及肺部吸入综合征，甚至窒息死亡。临床表现为呕吐并可致营养不良、生长发育迟缓、贫血。食管炎引起胸骨后烧灼痛、嗳气和上腹不适。反流可引起反射性气管痉挛而出现咳嗽、喘息等呼吸道症状。诊断通过食管钡餐放射学检查阳性率 25%～75%。食管测压与胃食管反流的符合率为 87%。食管 24 小时 pH 监测敏感性 88%，特异性 95%，目前为首选诊断方法。药物治疗包括促胃肠动力剂多潘立酮，抑酸剂雷尼替丁、奥美拉唑等。5%～10% 需外科手术。胃食管反流可以因反复咳嗽被误诊为咳嗽变异型哮喘。胃食管反流也可以和哮喘同时存在，导致正规抗哮喘治疗疗效不佳。

5. **先天性气道疾病**　包括喉蹼、血管瘤、息肉等，先天性气道异常造成喉部狭窄，喉部完全阻塞者出生后可因窒息而死亡。如喉部部分阻塞，则有哭声减弱、声嘶或失声，有吸气及呼气性呼吸困难及青紫。体检局部无炎症表现，喉镜检查可见喉蹼；对于息肉及血管瘤，X 线检查及支气管镜检查有助于诊断。先天性支气管肺发育异常包括先天性支气管肺发育不全、先天性肺囊肿、先天性肺叶气肿、先天性气管闭锁及气管、支气管狭窄、气管软化及先天性膈疝等。主要表现为持续或反复性呼吸道感染、咳嗽、呼吸困难、喘息等，有时可能误诊为哮喘。诊断需要 X 线胸片，必要时行 CT 及纤维支气管镜检查。

6. **先天性血管环畸形**　先天性大血管发育异常，可分成完全性和不完全性血管环两大类。完全性血管环包括双主动脉弓及右主动脉弓并有左侧动脉导管；不完全血管环包括无名动脉压迫综合征、肺动脉吊带和左主动脉弓并有迷走右锁骨下动脉。发育异常的大血管压迫气管及食管，出现呼吸道症状，易与一些内科呼吸道疾病相混淆，提醒医生在诊疗中遇到反复咳嗽、喉鸣、呼吸困难、呼吸道感染迁延不愈者要想到本病，避免误诊、误治。CT 增强加三维重建可以确诊，并发其他心内畸形者可以通过心脏彩超辅助诊断，上消化道造影和支气管镜检查见到受压的食管和气管可以辅助诊断。

7. **上气道咳嗽综合征**　即鼻后滴流综合征，是由后鼻孔分泌物下滴刺激咽喉部的咳嗽反射感受器引起的。患儿常表现为喉部发痒、有清嗓动作、咳嗽或咳黏液痰、喷嚏、鼻塞，部分患者咽喉部有分泌物流动感。鼻咽黏膜有典型炎症改变，咽后壁可见结节状淋巴滤泡及分泌物，鼻窦 X 线摄片或 CT 检查可见鼻窦炎改变。造成儿童鼻后滴流综合征的主要原因有过敏性鼻炎、急慢性鼻窦炎、慢性鼻炎、急性腺样体炎等。近年来的研究表明鼻后滴流综合征发病率占慢性咳嗽的 41%，是慢性咳嗽最重要的原因。该病可单独存在，常被误诊为咳嗽变异型哮喘。它也可能与哮喘并存，使抗哮喘治疗效果不佳。鼻后滴流综合征的治疗随病因不同而异。儿童鼻窦自然开口相对较大，血管和淋巴管丰富，各鼻窦自然开口在中鼻道彼此邻近，呼吸道感染时极易引起鼻窦感染并引起全组鼻窦炎；儿童腺样体较大并常有感染，妨碍鼻腔和鼻窦黏膜纤毛和黏液毯的正常活动而易引起鼻窦感染，而鼻窦感染分泌物的刺激又引起腺样体的感染和增大，相互影响导致迁延不愈；另外过敏性鼻炎亦常并发感染。故对儿童鼻腔疾病特别是鼻窦炎的治疗需根据具体情况采取综合措施。儿童鼻腔疾病除口服药物外，鼻腔超声雾化及负压置换治疗尤为重要。

8. **阻塞性睡眠呼吸暂停低通气综合征**（obstructive sleep apnea-hypopnea syndrome，OSAHS）　发病率约为 2%~4%。临床表现主要是鼾声过响和睡眠期憋气。年幼儿童主要表现为夜间症状，睡眠时打鼾、矛盾呼吸、呼吸暂停及睡眠不安。年幼儿童还可表现为白天嗜睡、性格行为异常、夜间汗多、衣衫湿透及晨起头痛等。可有学习困难、记忆力减退、注意力不集中等智能方面的障碍。OSAHS 可以与哮喘并存，这时单纯的抗哮喘治疗疗效不佳。OSAHS 也可以单独存在，可被误诊为哮喘。部分重度 OSAHS 患者睡眠时因严重上气道阻塞不能平卧，与哮喘症状类似。因不能平卧，其呼吸暂停、打鼾等症状不易被发现，又无法进行 PSG 检查，给诊断增加了难度。但是如果考虑 OSAHS，就可以找到一些相应的解决办法。

9. **闭塞性细支气管炎**　在临床上认为是与小气道炎症性损伤相关的慢性气流阻塞综合征。儿童闭塞性细支气管炎（bronchiolitis obliterans，BO）经常由感染引起，最常见的触发 BO 的疾病是急性病毒性毛细支气管炎，约 1% 急性病毒性毛细支气管炎患者发展为感染后 BO。腺病毒（3、7、21 型）是最常见的与 BO 发生有关的病毒，呼吸道合胞病毒、副流感病毒 2 型和 3 型、流感病毒 A 型和 B 型及麻疹病毒、支原体、B 族链球菌也可以导致 BO。通常急性病毒性毛细支气管炎的呼吸道症状和体征在 5~7 天后消失，严重病例可能持续 2 周；典型的急性病毒性毛细支气管炎有发热、咳嗽、喘息、呼吸急促，查体有三凹征、喘息和细湿啰音。胸部 X 线检查见支气管周围渗出、肺过度充气和段或段以下肺膨胀不全。感染后 BO 胸部 X 线片显示支气管壁厚、肺过度充气、肺膨胀不全和支气管扩张。高分辨 CT 显示支气管壁厚、肺膨胀不全、支气管扩张和高通气与低通气区混合，称镶嵌形式，是小气道损伤最重要的征象。开胸肺活检是诊断的"金标准"，但通常不必要，只适于治疗后仍进行性恶化的患者。BO 目前没有特效治疗，对激素的使用有争议，对支气管扩张剂有反应的患者可用此药，可以肺部理疗，合并感染时可用抗生素。儿童感染后 BO 的预后不佳，有报道 31 例患者 3 例在发生急性病毒性毛细支气管炎后 3 年内死于进行性呼吸衰竭；7 例症状、体征消失，胸部 X 线只有很少的变化（支气管壁厚）。其余 21 例患者症状和体征（咳嗽、三凹征、喘息和细湿啰音）及 X 线异常（气管壁增厚、肺过度充气、肺膨胀不全和支气管扩张）持续存在。

【 治疗 】

■ 一、治疗目标

①控制目前的症状并维持；②维持正常活动水平，包括运动能力；③维持肺功能水平尽量接近正常；④预防哮喘急性发作；⑤避免因药物治疗导致的不良反应；⑥预防哮喘导致的死亡。

■ 二、治疗原则

要坚持长期、持续、规范、个体化治疗原则。治疗包括：①急性发作期：快速缓解症状，如平喘、抗炎治疗；②慢性持续期和临床缓解期：防止症状加重和预防复发，如避免触发因素、抗炎、降低气道高反应性、防止气道重塑，并做好自我管理。

■ 三、常用药物

哮喘治疗药物可分为控制药物和缓解药物两大类。哮喘控制药物通过抗炎作用达到控制哮喘的目的，需要每日用药并长期使用，主要包括吸入型糖皮质激素（inhaled corticosteroid，ICS）和全身用糖皮质激素、白三烯调节剂、长效 β_2 受体激动剂等。缓解药物按需使用，用于快速解除支气管痉挛、缓解症状，常用的有速效吸入 β_2 受体激动剂、吸入抗胆碱能药物、短效口服 β_2 受体激动剂等。

（一）糖皮质激素

糖皮质激素是目前最有效的抗炎药物，主要作用机制包括：①干扰花生四烯酸代谢，减少白三烯及前列腺素合成；②抑制嗜酸性粒细胞的趋化及活化；③抑制细胞因子合成；④减少微血管渗漏；⑤增加细胞膜上 β_2 受体合成；⑥降低气道高反应性等。给药途径一般有吸入、口服和静脉 3 种。

1. **吸入给药**　吸入型糖皮质激素是哮喘长期控制和降低未来风险的首选药物，其优点是通过吸入药物直接作用于气道黏膜，局部抗炎作用强，全身不良反应少。在适当剂量应用下，不会产生全身激素应用的副作用。常用药物有二丙酸倍氯米松、布地奈德和丙酸氟替卡松。每日吸入 $100 \sim 200\mu g$ 布地奈德或其他等效 ICS 可使大多数患儿的哮喘得到控制。大多数 < 6 岁患儿每日吸入 $400\mu g$ 布地奈德或其他等效 ICS 已接近最大治疗效能。ICS 的局部不良反应包括声音嘶哑、咽部不适和口腔念珠菌感染。通过吸药后清水漱口、加用储雾罐等方法可减少其发生率。

2. **口服给药**　急性发作时病情较重，吸入高剂量激素疗效不佳的患儿，早期加用口服糖皮质激素可以防止病情恶化。短期口服泼尼松 $1 \sim 7d$，每日 $1 \sim 2mg/kg$（总量不超过 40mg），分 $2 \sim 3$ 次。但因长期口服糖皮质激素副作用大，尤其是正在生长发育的儿童，应尽量避免长期使用。

3. **静脉给药**　对严重哮喘发作（重度）应尽早静脉给药。常用药物有甲泼尼龙 $1 \sim 2mg/kg$，或琥珀酸氢化可的松 $5 \sim 10mg/kg$，可每 $4 \sim 8$ 小时使用 1 次，一般短期应用，$2 \sim 5d$ 内停药。全身用糖皮质激素如连续使用 10d 以上者，不宜骤然停药，应减量维持。

（二）支气管舒张剂

1. β_2 **受体激动剂**　是目前临床应用最广的支气管舒张剂，尤其是气雾剂吸入剂已广泛用于哮喘急性发作的治疗。它主要通过兴奋气道平滑肌和肥大细胞表面的 β_2 受体，舒张气道平滑肌，减少肥大细胞和嗜碱性粒细胞脱颗粒，阻止炎症介质释放，降低微血管通透性，增加上皮细胞纤毛功能，缓解喘息症状。β_2 受体激动剂可分为短效和长效两大类，后者还可分为速效和缓慢起效两种。

短效 β_2 受体激动剂是最有效的支气管舒张剂（沙丁胺醇、特布他林），推荐在哮喘发作时按需吸入，使用剂量，每次 1～2 揿（100μg/ 揿），每天 < 3～4 次。

目前推荐联合吸入型糖皮质激素和长效 β₂ 受体激动剂（long-acting beta agonist，LABA）治疗中、重度哮喘，联合应用具有协同抗炎和平喘作用，可获得相当于（或优于）吸入加倍剂量糖皮质激素时的疗效，并可以增加患儿的依从性、减少较大剂量糖皮质激素的不良反应，尤其适用于中重度哮喘患儿的长期治疗。

2. **茶碱类**　茶碱与糖皮质激素联合用于中重度哮喘的长期控制，可有助于哮喘控制、减少激素剂量。但茶碱的疗效不如低剂量 ICS，而且副作用较多，如厌食、恶心、呕吐、头痛及轻度中枢神经系统功能紊乱、心血管反应（心律失常、血压下降）。也可出现发热、肝病、心力衰竭。过量时可引起抽搐、昏迷甚至死亡。合并用大环内酯类抗生素、西咪替丁及喹诺酮药时会增加其不良反应，与酮替芬合用时可以增加清除率，缩短其半衰期，应尽量避免同时使用或调整用量。考虑到茶碱的有效性和毒副作用，目前不推荐用于儿童哮喘的长期控制治疗。

3. **抗胆碱类药物**　异丙托溴铵对气道平滑肌有较强松弛作用，而对心血管系统作用较弱，其作用部位以大、中气道为主，其舒张支气管的作用比 β₂ 受体激动剂弱，起效也较慢，但长期使用不易产生耐药，不良反应少。常与 β₂ 受体激动剂合用，使支气管舒张作用增强并持久。某些哮喘患儿应用较大剂量 β₂ 受体激动剂不良反应明显，可改用此药，尤其适用于夜间症状明显及痰多哮喘患儿，对婴幼儿哮喘疗效亦佳，儿科临床应用以雾化液吸入为主。

4. **硫酸镁**　一般认为镁能调节多种酶的活性，能激活腺苷环化酶，激活低下的肾上腺素能 β 受体的功能，并降低支气管平滑肌的紧张度，使支气管舒张而改善通气情况。主要作为对常规支气管舒张剂治疗效应不佳的重症哮喘急性发作时的附加治疗。不良反应包括一过性面色潮红、恶心等。如过量可用 10% 葡萄糖酸钙拮抗。

（三）过敏介质释放抑制剂

1. **白三烯调节剂**　如孟鲁司特、扎鲁司特。能选择性抑制气道平滑肌中白三烯多肽的活性，并有效预防和抑制白三烯所导致的血管通透性增加、气道嗜酸性粒细胞浸润及支气管痉挛，能减少气道因过敏原刺激引起的炎症介质的释放，抑制气道高反应性。对二氧化硫、运动和冷空气等刺激及各种过敏原如花粉、毛屑等引起的速发相和迟发相炎症反应均有抑制作用。主要用于过敏原诱发的轻度哮喘、运动诱发的气道痉挛及阿司匹林诱发的哮喘。与吸入型糖皮质激素联合应用治疗中重度持续哮喘患儿，可以减少糖皮质激素的剂量。孟鲁司特具体用法：2~5岁儿童，4mg，口服，每日1次；6~14岁，5mg，口服，每日1次；≥15岁，10mg，口服，每日1次。

2. 抗组胺药物

（1）色甘酸钠：为抗过敏药，可抑制1gE介导的肥大细胞释放介质，对其他炎症细胞释放介质也有选择性抑制，阻止迟发反应和抑制非特异性支气管高反应性，是一种非糖皮质激素类抗炎药。

（2）氯雷他定、西替利嗪等：具有抗过敏反应作用，对哮喘的作用较弱，但可以用于伴有过敏性鼻炎的哮喘患儿，亦有研究报道，应用于反复呼吸道感染或对螨虫、蒿花粉过敏的婴幼儿可以减少哮喘的发生。

（四）抗IgE抗体

奥马珠单抗（omalizumab）对IgE介导的过敏性哮喘具有较好的效果。但由于价格昂贵，仅适用于血清IgE明显升高、高剂量吸入糖皮质激素和LABA不能控制的≥6岁的中、重度持续性过敏性哮喘患儿。

四、急性发作期治疗

儿童哮喘急性发作期的治疗需根据患儿年龄、发作严重程度及治疗条件选择合适的初始治疗方案，并连续评估对治疗的反应，在原治疗基础上进行个体化治疗。哮喘急性发作经合理应用支气管舒张剂和糖皮质激素等缓解药物治疗后，仍有严重或进行性呼吸困难加重者，称为哮喘持续状态；如支气管阻塞未及时得到解除，可迅速发展为呼吸衰竭，直接威胁生命（危及生命的哮喘发作）。早期识别哮喘持续状态、开放气道并保持通畅、持续监护、适宜心肺功能支持和维持内环境平衡是成功抢救重症哮喘和婴幼儿哮喘的关键。

1. **氧疗** 有低氧血症者，采用鼻导管或面罩吸氧，以维持血氧饱和度在 > 0.94。

2. **吸入速效 β₂ 受体激动剂** 是治疗儿童哮喘急性发作的一线药物。如具备雾化给药条件，雾化吸入应为首选。可使用氧驱动（氧气流量 6 ~ 8L/min）或空气压缩泵雾化吸入，药物及剂量：雾化吸入沙丁胺醇或特布他林，体重 ≤ 20kg 者每次 2.5mg；体重 >20kg 者每次 5mg；第 1 小时可每 20 分钟 1 次，以后根据治疗反应逐渐延长给药间隔，根据病情每 1 ~ 4 小时重复吸入治疗。如不具备雾化吸入条件时，可使用压力型定量气雾剂经储雾罐给药，每次单剂喷药，连用 4 ~ 10 喷（<6 岁者 3 ~ 6 喷），用药间隔与雾化吸入方法相同。快速起效的 LABA（如福莫特罗）也可在 ≥ 6 岁哮喘儿童作为缓解药物使用，但需要和 ICS 联合使用。经吸入速效 β₂ 受体激动剂及其他治疗无效的哮喘重度发作患儿，可静脉应用 β₂ 受体激动剂。静脉应用 β₂ 受体激动剂时容易出现心律失常和低钾血症等严重不良反应，使用时要严格掌握指征及剂量，并作心电监护、血气及电解质监测等。

3. **糖皮质激素** 全身用糖皮质激素是治疗儿童哮喘重度发作的一线药物，早期使用可以减轻疾病的严重度，给药后 3 ~ 4h 即可显示明显的疗效。可根据病情选择口服或静脉途径给药。药物及剂量：

（1）口服：泼尼松或泼尼松龙 1 ~ 2mg/（kg·d），疗程 3 ~ 5d。口服给药效果良好，副作用较小，但对于依从性差、不能口服给药者或危重患儿，可采用静脉途径给药。

（2）静脉：注射甲泼尼龙每次 1 ~ 2mg/kg，或琥珀酸氢化可的松每次 5 ~ 10mg/kg，根据病情可间隔 4 ~ 8h 重复使用。若疗程不超过 7d，无需减量，可直接停药。

（3）吸入：早期应用大剂量 ICS 可能有助于哮喘急性发作的缓解，可选用雾化吸入布地奈德悬液 1mg/ 次，或丙酸倍氯米松混悬液 0.8mg/ 次，每 6 ~ 8 小时 1 次。但病情严重时不能以吸入治疗替代全身糖皮质激素治疗，以免延误病情。

4. **抗胆碱能药物** 短效抗胆碱能药物（short-acting muscarinic antagonist，SAMA）是儿童哮喘急性发作联合治疗的组成部分，可以增加支气管舒张效应，其临床安全性和有效性已确立，尤其是对 β₂ 受体激动剂治疗反应不佳的中重度患儿应尽早联合使用。药物剂量：体重 ≤ 20kg，异丙托溴铵每次 250μg；体重 >20kg，异丙托溴铵每次 500μg，加入 β₂ 受体激动剂溶液进行雾化吸入，间隔时间同吸入 β₂ 受体激动剂。如果无雾化条件，而有 SAMA 气雾剂，也可以给予吸入治疗。

5. **硫酸镁**　有助于危重哮喘症状的缓解，安全性良好。药物及剂量：硫酸镁 25 ～ 40mg/（kg·d）（最大剂量 ≤ 2g/d），分 1 ～ 2 次，加入 10% 葡萄糖溶液 20ml 缓慢静脉滴注（20min 以上），酌情使用 1 ～ 3d。

6. **茶碱**　由于氨茶碱平喘效应较短效 β₂ 受体激动剂（short-acting beta agonist，SABA）SABA 弱，且治疗窗窄，从有效性和安全性角度考虑，在哮喘急性发作的治疗中，一般不推荐静脉使用茶碱。如哮喘发作经上述药物治疗后仍不能有效控制时，可酌情考虑使用，但治疗时需密切观察，并监测心电图、血药浓度。

7. **机械通气治疗**　经合理联合治疗，但症状持续加重，出现呼吸衰竭征象时，应及时给予辅助机械通气治疗。在应用辅助机械通气治疗前禁用镇静剂。

五、长期治疗方案

根据年龄分为 ≥ 6 岁儿童哮喘的长期治疗方案和 <6 岁儿童哮喘的长期治疗方案，分别分为 5 级和 4 级。从第 2 级开始的治疗方案中均有不同的哮喘控制药物可供选择。对以往未经规范治疗的初诊哮喘患儿，参照哮喘控制水平，选择第 2 级、第 3 级或第 4 级治疗方案。在各级治疗中，每 1 ～ 3 个月审核一次治疗方案，根据病情控制情况适当调整治疗方案。如哮喘控制，并维持至少 3 个月，治疗方案可考虑降级，直至确定维持哮喘控制的最低剂量。如部分控制，可考虑升级或强化升级（越级）治疗，直至达到控制。

1. 6 岁及以上儿童哮喘的长期治疗方案

儿童哮喘的长期治疗方案包括非药物干预和药物干预两部分，后者包括以 β₂ 受体激动剂为代表的缓解药物和以 ICS 及白三烯调节剂为代表的抗炎药物。缓解药物依据症状按需使用，抗炎药物作为控制治疗需持续使用，并适时调整剂量。ICS／LABA 联合治疗是此年龄段儿童哮喘控制不佳时的优选升级方案（图 3-1）。

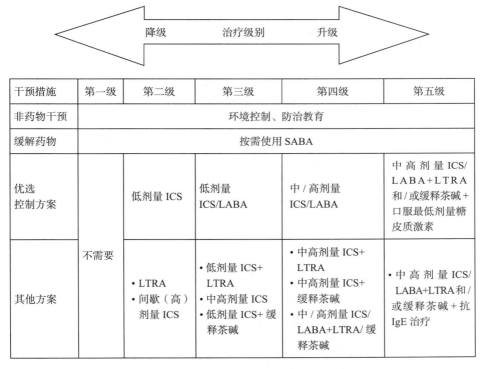

干预措施	第一级	第二级	第三级	第四级	第五级
非药物干预		环境控制、防治教育			
缓解药物		按需使用 SABA			
优选 控制方案		低剂量 ICS	低剂量 ICS/LABA	中／高剂量 ICS/LABA	中高剂量 ICS/ LABA+LTRA 和／或缓释茶碱＋ 口服最低剂量糖 皮质激素
其他方案	不需要	• LTRA • 间歇（高） 剂量 ICS	• 低剂量 ICS+ LTRA • 中高剂量 ICS • 低剂量 ICS+ 缓 释茶碱	• 中高剂量 ICS+ LTRA • 中高剂量 ICS+ 缓释茶碱 • 中／高剂量 ICS/ LABA+LTRA/ 缓 释茶碱	• 中高剂量 ICS/ LABA+LTRA 和／ 或缓释茶碱＋抗 IgE 治疗

图 3-1　6 岁及以上儿童哮喘的长期治疗方案

2. 6 岁以下儿童哮喘的长期治疗方案

对于 < 6 岁儿童哮喘的长期治疗，最有效的治疗药物是 ICS，对大多数患儿推荐使用低剂量 ICS（第 2 级）作为初始控制治疗。如果低剂量 ICS 不能控制症状，优选考虑增加 ICS 剂量（双倍低剂量 ICS）。无法应用或不愿使用 ICS，或伴过敏性鼻炎的患儿可选用白三烯受体拮抗剂（leukotriene receptor antagonist，LTRA）。吸入型长效 β₂ 受体激动剂（LABA）或联合制剂尚未在 < 6 岁儿童中进行充分的研究。对于 < 6 岁儿童哮喘长期治疗，除了长期使用 ICS 和／或 LTRA，结合依从性和安全性因素，部分间歇发作或轻度持续哮喘患儿可按需间歇使用高剂量 ICS/SABA（图 3-2）。

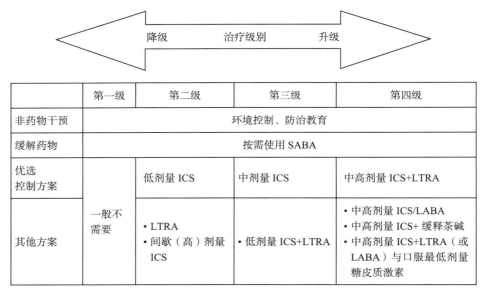

图 3-2　6 岁以下儿童哮喘的长期治疗方案

3. 儿童哮喘长期治疗的药物剂量调整与疗程

单用中高剂量 ICS 者，尝试在达到并维持哮喘控制 3 个月后剂量减少 25% ~ 50%。联合使用 ICS 和 LABA 者，先减少 ICS 约 50%，直至达到低剂量 ICS 才考虑停用 LABA。如使用 2 级治疗方案患儿的哮喘能维持控制，并且 6 个月 ~ 1 年内无症状反复，可考虑停药。有相当比例的 < 6 岁哮喘患儿的症状会自然缓解，因此对此年龄儿童的控制治疗方案，每年至少要进行两次评估以决定是否需要继续治疗，经过 3 ~ 6 个月的控制治疗后病情稳定，可以考虑停药观察，但是要重视停药后的管理和随访。

六、过敏原特异性免疫治疗

过敏原特异性免疫治疗（allergen-specific immunotherapy，AIT）是一种对因治疗的方法，在检查明确过敏原后，让患儿由低剂量开始接触此种（特异性）过敏原制剂，剂量逐渐增加，达到维持量后坚持足够疗程，以刺激机体免疫系统产生对该过敏原的耐受，当过敏体质的患儿再次接触该过敏原时，过敏症状明显减轻或不再产生。在治疗结束后疗效可以持续多年，还可以减少新的过敏原过敏及其引发的过敏症状。AIT 是目前可能改变过敏性疾病自然进程的唯一治疗方法。适用于症状持续、采取过敏原避免措施和控制药物治疗不能完全消除症状的轻、中度哮喘或哮喘合并过敏性鼻炎患儿。应用免疫治疗的前提是明确致敏过敏原，应通过皮肤试验、特异性 IgE 测定并结合临床病史来确定致敏过敏原。目前我国儿童 AIT 所应用致敏过敏原的类型主要为尘螨，治疗途径包括皮下注射和舌下含服。对符合适应证的哮喘患儿在 AIT 过程中，主张同时进行基础控制药物治疗，并做好过敏原环境控制。

【管理与患者教育】

哮喘对患儿及其家庭、社会有很大的影响。虽然目前哮喘尚不能根治，但通过有效的哮喘防治教育与管理，建立医患之间的伙伴关系，可以实现哮喘临床控制。做好哮喘管理与防治教育是达到哮喘良好控制目标最基本的环节。包括：①以医院专科门诊为基础，建立哮喘之家等组织，让哮喘患儿及其亲属对哮喘防治有一个正确、全面的认识和良好的依从性。②确定并减少与危险因素接触。③建立哮喘患儿档案、制定长期防治计划，定期随访。④哮喘管理中通过评估、治疗和监测来达到并维持哮喘控制。

（田春雨　刘传合　赵　京）

参考文献

1. 赵京，陈育智．儿童支气管哮喘的诊断及治疗 [M]. 2 版．北京：人民卫生出版社，2010.
2. Global Initiative for Asthma. Pocket guide for asthma management and prevention[EB/OL]. (2012-12)[2013-5-25]. http://www.ginasthma.org/local/uploads/files/GINA-Pocket 2013-May 15.pdf.
3. 全国儿科哮喘协作组，中国疾病预防控制中心环境与健康相关产品安全所．第三次中国城市儿童哮喘流行病学调查 [J]．中华儿科杂志，2013,51(10):729-735.
4. 中华医学会儿科学分会呼吸学组，《中华儿科杂志》编辑委员会．儿童支气管哮喘诊断与防治指南 (2016 年版) [J]. 中华儿科杂志，2016, 54(3):167-181. DOI:10.3760/cma. j.issn.0578-1310.2016.03.003.

5. Martinez FD,Wright AL,Taussig LM, et al. Asthma and wheezing in the first six years of life, The Group Health Medical Associates [J]. N Engl J M, 1995, 332(3):133-138.

6. Rodriguez-Martinez CE, Sossa-Briceno MP, Castro-Rodriguez JA. Discriminative properties of two predictive indices for asthma diagnosis in a sample of preschoolers with recurrent wheezing[J]. Pediatr Pulmonol, 2011, 46(12):1175-1181.

7. Pescatore AM，Dogara CM，Duembgen L, et al. A simple asthma prediction tool for preschool children with wheeze or cough [J]. J Allergy Clin Immunol, 2014,133(1):111-118.

第 4 章

过敏性结膜疾病

过敏性结膜疾病（allergic conjunctival disease，ACD）是一类和 I 型超敏反应相关的、具有一定主观和客观症状的结膜炎症性疾病。尽管还有其他类型的炎症反应存在，I 型超敏反应相关的结膜炎一般被认为是过敏性结膜炎。

【流行病学】

过敏性结膜炎发病率各国统计有很大差异，可能和环境及人种、生活习惯的不同而各不相同。发达国家发病率较高，据报道，美国过敏性结膜炎发病率为 40%，但仅 10% 患者会选择就医。在亚洲，15%～20% 的日本人有过敏性结膜炎病史。在过敏性结膜炎分型方面，季节性过敏性结膜炎占美国过敏性结膜炎患者的 90% 以上；在我国，常年性过敏性结膜炎和季节性过敏性结膜炎占所有过敏性结膜炎患者的 74%。

目前，我国仍然缺乏大样本过敏性结膜炎流行病学研究数据。

【发病机制】

过敏性结膜疾病的发病机制是由过敏原特异性 IgE 介导的 I 型超敏反应所致。部分严重的特应性角结膜炎、春季角结膜炎通常还有 T 淋巴细胞介导的 IV 型变态反应参与。

【诊断】

一、临床特点

（一）症状

过敏性结膜疾病代表性症状是眼痒、异物感和眼分泌物，多伴随全身过敏反应。

1. 眼痒：是 ACD 最特征性的症状，发生率为 99%～100%。

2. 流泪、畏光、异物感：发生率为 72%～80%。ACD 常常出现异物感，一些患者会把轻度眼痒认为是异物感，多数患者可能是在瞬目时结膜乳头扫过角膜，出现了异物感。

3. 眼分泌物：淋巴细胞和嗜酸性粒细胞是 ACD 主要的炎症细胞，而中性粒细胞很少，所以过敏性结膜炎的分泌物常常是浆液性和黏液性分泌物，分泌物的特点为透明、黏稠、有弹性，常常可延展拉丝。

4. 全身症状：常伴有喷嚏、流涕、咳嗽等症状；婴幼儿以揉眼和流泪为家长的主诉；学龄及学龄前儿童多以眨眼为主要症状；也有以咳嗽及全身不适为主诉的儿童 ACD 发生

（二）体征

结膜充血、血管扩张、结膜水肿是最常见的结膜表现。

过敏原激活结膜充血、水肿是由于眼睑结膜血管和淋巴管循环障碍引起的。许多病例会出现结膜浑浊。

结膜滤泡是睑结膜上皮下的淋巴滤泡。这种表现可与结膜乳头鉴别：滤泡为光滑的穹顶样突起，围绕着血管；而结膜乳头起源于炎症引起的上皮增生，上皮本身是增生的，突起中央有血管。直径 ≥ 1mm 的乳头，称为巨乳头，是春季角结膜炎和巨乳头性结膜炎典型的纤维增生组织，上皮下能发现大量炎症细胞例如淋巴细胞，肥大细胞和嗜酸性粒细胞。

结膜水肿是由于血管内血浆成分渗漏引起的。角巩膜缘的 Horner-Trantas 结节是由增生的结膜上皮变性产生的小突起，可能会有聚集的嗜酸性粒细胞。

严重病例的角膜并发症包括：浅层点状角膜炎，是角膜上皮部分缺失；片状浅层角膜炎和盾形溃疡，是连续的角膜上皮缺失。

每侧睑结膜、球结膜、角巩膜缘结膜和角膜的主要体征的严重性分级和临床评价标准见表 4-1。

表 4-1　过敏性结膜疾病分级标准

睑结膜	充血	重度	不能分辨单支血管
		中度	许多血管扩张
		轻度	一些血管扩张
		无	无表现

睑结膜	水肿	重度	弥漫性显著水肿
		中度	弥漫性轻度水肿
		轻度	局部水肿
		无	无表现
	滤泡	重度	≥ 20 个滤泡
		中度	10 ~ 19 个滤泡
		轻度	1 ~ 9 个滤泡
		无	无表现
	乳头	重度	直径≥ 0.6mm
		中度	直径 0.3 ~ 0.5mm
		轻度	直径 0.1 ~ 0.2mm
		无	无表现
	巨乳头	重度	上睑结膜 ≥ 1/2 有隆起
		中度	上睑结膜 <1/2 有隆起
		轻度	扁平巨乳头
		无	无表现
球结膜	充血	重度	所有血管扩张
		中度	大量血管扩张
		轻度	一些血管扩张
		无	无表现
	水肿	重度	整个结膜囊样水肿
		中度	弥漫薄层水肿
		轻度	部分结膜水肿
		无	无表现
角巩膜缘	水肿	重度	≥ 2/3 周长
		中度	1/3 ~ 2/3 周长
		轻度	<1/3 周长
		无	无表现

续表

角巩膜缘	Horner-Trantas 结节	重度	≥ 9 个
		中度	5 ~ 8 个
		轻度	1 ~ 4 个
		无	无表现
角膜	上皮病变	重度	盾形溃疡或上皮糜烂
		中度	浅层点状角膜炎伴有炎症性碎屑
		轻度	浅层点状角膜炎
		无	无表现

注：出现巨乳头时与乳头同时进行评级。

二、分类

过敏性结膜疾病根据是否存在增殖性改变、合并特应性皮炎以及异物刺激的机制分成如下几种临床类型（图 4-1）。

1. **季节性过敏性结膜炎**（seasonal allergic conjunctivitis，SAC） 其眼部症状的出现有季节相关性，双眼发病，起病迅速，在接触致敏原时发作，脱离致敏原后症状很快缓解或消失，常发于春秋季节。

2. **常年性过敏性结膜炎**（perennial allergic conjunctivitis，PAC） 症状全年存在。

3. **特应性角结膜炎**（atopic keratoconjunctivitis，AKC） 是一种慢性过敏性结膜疾病，可能发生在有面部特应性皮炎的患者。可能会出现巨乳头，但是许多 AKC 病例没有增殖性改变。

4. **春季角结膜炎**（vernal keratoconjunctivitis，VKC） 其特点是有结膜增殖性改变，例如睑结膜乳头增生或增大、水肿或角巩膜缘胶状增生。许多 VKC 病例合并特应性皮炎。VKC 会有不同严重程度的角膜病变包括浅层点状角膜炎、角膜糜烂、持续角膜上皮缺失、角膜溃疡或角膜斑翳。

5. **巨乳头性结膜炎**（giant papillary conjunctivitis，GPC） 是一种由于机械刺激例如接触镜、眼部假体或手术缝线引起的上睑结膜增殖性改变的结膜炎，临床上，GPC 没有角膜病变、溃疡，据此可以和 VKC 相鉴别，并且其乳头形式不同。

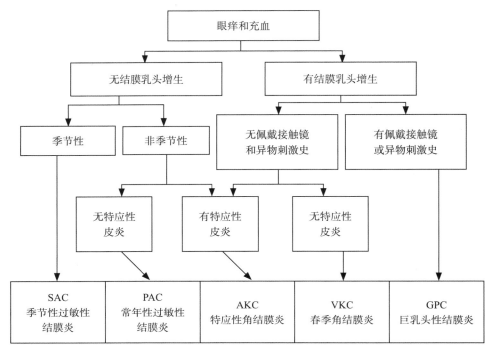

图 4-1　过敏性结膜疾病的诊断

【鉴别诊断】

需与细菌性结膜炎及病毒性结膜炎鉴别（表 4-2）。

【治疗】

一、药物治疗

一线药物是抗过敏滴眼液，它是过敏性结膜炎的基础治疗，然后根据疾病严重性选择性使用类固醇激素。对于炎症性 ACD（AKC 和 VKC），还需要使用免疫抑制剂滴眼液、口服类固醇激素、睑结膜下类固醇激素注射和手术治疗例如乳头切除。

表 4-2　过敏性结膜炎鉴别诊断

	过敏性结膜炎	细菌性结膜炎	病毒性结膜炎
眼部表现			
症状	眼痒、眼红	刺激敏感、眼睑肿胀，早晨眼睑粘连	灼烧感、刺激、流泪、眼睑红肿
体征	结膜充血、乳头增生、滤泡形成	结膜严重充血、眼睑/结膜乳头	结膜皱襞呈粉色/紫色、结膜滤泡
分泌物	透明黏性、胶样、拉丝	黄色脓性	透明水样

（一）临床常用的滴眼液

1. **肥大细胞稳定剂**　结膜组织中有丰富的肥大细胞，活化肥大细胞脱颗粒后释放大量组胺和炎性介质，引起一系列过敏症状与体征。肥大细胞膜稳定剂通过抑制钙离子内流稳定肥大细胞，阻止组胺和其他介质的释放而发挥作用。常用药物有：

（1）色苷酸钠（cromolyn sodium）：对慢性变态反应（如 GPC、AKC、VKC）效果较好，有预防和维持治疗的作用，较安全，2～4 岁患儿可应用 4% 色苷酸钠滴眼液一次 1 滴，4 次 /d，重症可适当增加到 6 次 /d。在好发季节提前 2～3 周使用。

（2）洛度沙胺（lodoxamide）：作用机制与色苷酸钠相同，但作用是色苷酸钠的 2 500 倍，同时能有效减少泪液中纤维蛋白溶酶水平和炎性细胞的聚集，减轻炎性介质对组织的损害，改善上皮缺损。成人和 2 岁以上儿童均可使用 0.1% 洛度沙胺滴眼液，一次 1 滴，4 次 /d，可连续用药 3 个月。

（3）吡嘧司特（pemirolast）：为吡啶嘧啶化合物，作用是色苷酸钠的 100 倍，抗过敏作用可持续 12 小时。0.1% 吡嘧司特滴眼液用于治疗 AKC、VKC 等过敏性结膜炎，2 次 /d，可连续治疗 4 周。

2. 局部抗组胺药

过敏性眼表疾病中，组胺是活化肥大细胞释放的最重要的炎性介质，临床上出现的 80%～90% 过敏症状由组胺引起：与组胺受体 1（histamine receptor 1，H1 受体）结合，产生眼痒的症状；与组胺受体 2（H2 受体）结合，使血管扩张，组织充血、水肿、分泌增多。应用于临床的局部抗组胺药主要为 H1 受体阻断剂，有明显的止痒作用，但无缩血管作用，因此常需要与缩血管剂联合应用，目前已有抗组胺 - 缩血管复方制剂应用于临床，可有效改善临床症状。常用药物有：

（1）左卡巴斯汀（1evoeabastine）：高选择性 H1 受体阻断剂，强效抗组胺，起效迅速，止痒作用持久，对中枢神经无影响。对于急性期过敏性结膜炎可用 0.05% 左卡巴斯汀滴眼液，2 次 /d，1 滴 / 次，可连续治疗 4 周。滴眼后少数可有视物模糊、眼干、充血、口干、流泪等不适。

（2）依美斯汀（emedastine）：对 H1 受体的选择性阻断作用强于左卡巴斯汀，同时对白细胞介素（interleukin）IL-6 和 IL-8 等炎性介质有较强的抑制作用，还具有弱抗胆碱、抗缓激肽及抗 5-HT 活性的作用。依美斯汀可用于预防和治疗各种类型的过敏性结膜炎。0.05% 依美斯汀滴眼液，2～3 次 /d，1 滴 / 次，可连续治疗 4～6 周。滴眼后少数患者出现头痛、乏力及皮炎。

3. 双重作用的药物 这是一类新型的抗过敏药物，同时具有抗组胺和稳定肥大细胞膜的作用；此外，它们对多种炎性反应通路也具有抑制作用，被称为双重作用药物。常用药物有奥洛他定（olopatadine），是一种新型速效、长效双重抗过敏药，兼具高选择性抑制 H1 受体的活性和稳定肥大细胞膜的特性，同时还能抑制结膜上皮细胞和肥大细胞对 IL-6、IL-8、肿瘤坏死因子等炎性因子的释放。给药后 3～5min 起效，在治疗过敏性结膜炎中具有明显止痒、减轻结膜充血的作用，疗效可持续 8h 以上。局部滴眼液浓度为 0.05%～0.10%，2 次 /d。连续 3～4 周。

4. 非甾体抗炎药（non-steroidal anti-inflammatory drug，NSAID）NSAID 通过抑制环氧化酶合成而抑制前列腺素产生，具有抗炎、止痒的作用。眼局部应用的 NSAID 包括酮咯酸、双氯芬酸、氟比洛芬等。临床研究证实这些药物可以减轻 VKC 和季节性抗原引起的眼痒和结膜充血等症状，但应注意这些药物本身对眼表有刺激性和毒性，部分患者对药物本身过敏。

5. **局部血管收缩剂** 目前临床上常用的眼局部缩血管剂主要是唑啉类衍生物，包括羟甲唑啉和萘甲唑啉，二者是一类具有血管收缩作用的拟交感药物，直接作用于血管平滑肌的肾上腺素受体，引起血管收缩，减轻炎性反应引起的充血和水肿，但对减轻过敏无效，通常需要与抗组胺药同时使用或使用抗组胺 - 缩血管复方制剂。羟甲唑啉和 0.025% 萘甲唑啉每次 1～2 滴，3～4 次 /d。滴眼后可明显减轻结膜充血，数分钟内起效，适应于各种类型的眼表过敏性疾病，局部应用血管收缩剂的不良反应包括眼灼热、刺痛及瞳孔散大，因此闭角型青光眼患者禁用，高血压、心律不齐、甲状腺功能亢进等患者慎用。长期应用患者还可出现反跳性充血或药物性结膜炎。

6. **糖皮质激素** 经上述药物治疗效果不佳者，可考虑加用糖皮质激素。它通过抑制炎性细胞介质的释放、抑制淋巴细胞和补体系统、减少抗体形成、抑制吞噬、稳定溶酶体膜等多个途径发挥免疫抑制作用。但是，长期局部应用有升高眼压、感染复发及并发白内障等副作用。糖皮质激素仅适用于重症过敏性眼部疾病的短期治疗，可大剂量短期冲击，症状控制后减量至停药，同时加用其他抗过敏药物维持疗效。近年来一些新的糖皮质激素相继问世，具有较好的抗炎和抗过敏活性，而升高眼压等副作用较轻。

（1）利美索龙（rimexolone）：强效的泼尼松龙的衍生物，进入前房后迅速失活，属于可局部代谢的糖皮质激素，体内代谢产物无活性，不良反应相对较少，引起眼压升高的发生率和程度低于 1% 泼尼松龙和 0.1% 地塞米松，与 0.1% 氟米龙相当。1% 利美索龙用于治疗中 - 重度过敏性眼部疾病，4 次 /d，长期应用也可导致晶状体后囊混浊，诱发眼部感染。

（2）氯替泼诺（loteprednol）：能抑制多种刺激引起的眼部炎性反应，局部滴眼后在角膜内即发生代谢，所以房水浓度极低，引起眼压升高的机会很小。0.2% 或 0.5% 氯替泼诺可有效治疗急性过敏性结膜炎，也可作为预防用药，为美国 FDA 首次批准用于治疗过敏性结膜炎的糖皮质激素，4 次 /d。长期应用该药也可致眼压升高，但发生率低于泼尼松龙；也可导致白内障形成、继发眼部感染、伤口愈合延迟等。角巩膜变薄者使用该药可导致穿孔。

7. 免疫抑制剂

（1）环孢素 A（cyclosporine，CSA）：是一种从真菌中提取的免疫抑制剂，局部应用可抑制 Th2 淋巴细胞的增殖和 IL-2 的生成；同时还能抑制肥大细胞和嗜碱性粒细胞对组胺的释放，并减少嗜酸性粒细胞在结膜内的聚集和作用。局部使用 0.5% ~ 2.0%CSA 滴眼液，4 次 /d，可用于治疗严重的 VKC，减轻 VKC 患者结膜乳头的增生。对糖皮质激素依赖的患者，CSA 可替代糖皮质激素或减少后者的用量。

（2）他克莫司（tacrolimus，FK506）：大环内酯类抗生素，同时具有极强的免疫抑制作用，主要抑制 T 淋巴细胞激活和增殖，抑制淋巴因子的产生；同时还能抑制肥大细胞释放组胺和其他炎性介质。0.1%FK506 眼液滴眼能明显减轻过敏性结膜炎的症状和体征。

（二）睑结膜下类固醇激素混悬液注射

在顽固性或严重病例，可以采用曲安奈德或倍他米松混悬液上睑睑结膜下注射。要注意眼压的升高，最好不要重复注射或用于 10 岁以下儿童。

（三）口服药物

对于很难进行睑结膜下注射的儿童和其他患者，以及有角膜上皮缺失者，可以使用口服药物。考虑到其副作用，标准给药疗程是 1 ~ 2 周。必须和内科以及儿科医生合作，注意全身副作用。

二、其他治疗

对于伴有难以愈合的角膜上皮缺损的过敏性结膜炎，根据严重程度，可考虑绷带镜、羊膜覆盖或其他手术治疗。

三、心理治疗

眼过敏性疾病是一种慢性或急性反复发作性疾病，彻底治愈非常困难，因此，常对部分患者造成较大的心理压力，尤其是某些春季结膜炎患儿可能会产生一定的心理障碍，要及时就诊于心理医生。

四、并发症的治疗

慢性特应性角结膜炎可导致结膜纤维化和上睑球粘连，采用羊膜移植和穹隆部再造能取得一定疗效。某些春季结膜炎和特应性角结膜炎可产生严重的角膜并发症甚至危害视力，需要进行眼表重建手术，严重的甚至需要进行角膜移植治疗。

五、临床推荐药物治疗方案

1. **过敏性结膜炎（SAC、PAC）** 一线治疗是抗过敏滴眼液。可以联合应用肥大细胞稳定剂和组胺 H1 受体拮抗剂。症状严重时，可以联合类固醇激素滴眼液。对于季节性过敏性结膜炎，要在花粉季节开始前 2 周或刚刚出现非常轻微症状时开始使用抗过敏滴眼液，这样就可以在花粉高峰期减轻疾病的症状。

2. **特应性角结膜炎（AKC）** 单纯抗过敏性滴眼液效果不佳时，可以联合类固醇激素滴眼液。同时，必须积极治疗特应性睑缘炎。使用口服类固醇激素时，应该和内科医生及皮肤科医生合作。

3. **春季角结膜炎（VKC）** 对于中度或更严重的病例，当单纯抗过敏滴眼液效果不佳时，可以添加免疫抑制剂滴眼液。对于炎症病例，如果使用这两种药物无效，可以添加类固醇激素滴眼液，根据症状给予口服类固醇激素和睑结膜下类固醇激素注射或手术治疗。如果症状缓解，类固醇激素滴眼液改为浓度较低的滴眼液或逐步减少用药频率，最终停药。然后应该用抗过敏滴眼液和免疫抑制剂滴眼液治疗，如果缓解期很长，可以只用抗过敏滴眼液维持治疗。

4. **巨乳头结膜炎（GPC）** 如果接触镜是病因，就应该停止使用接触镜，避免机械刺激和接触抗原。一线治疗是抗过敏滴眼液，严重病例可以添加类固醇激素滴眼液。因为会有许多接触镜护理的问题，必须指导患者如何擦试清洗接触镜，并调整护理工具。

【预防】

一、避免和清除不同类型抗原

可以通过调整患者的日常生活环境，尤其是室内环境，常年避免和清除抗原。相反，避免花粉抗原主要是在花粉季节，必须采取措施保证患者的日常活动不受花粉暴露的影响。

二、过敏性结膜炎的个人护理

1. **防护眼镜**　花粉季节，推荐使用防护镜样的眼镜开展日常活动，因为眼镜本身可以减少进入眼表的花粉。

2. **停用角膜接触镜**　花粉季节，尽可能停止使用角膜接触镜，改成佩戴眼镜来防止过敏很有用。

3. **人工泪液眼部冲洗**　进入眼表的抗原可以通过数滴人工泪液进行冲洗，建议使用不含防腐剂的人工泪液更安全。因为自来水会降低泪液层的稳定性，需要避免经常用自来水冲洗眼睛。不建议使用杯型冲洗工具，因为会弄湿眼周的皮肤，导致皮肤表面的抗原接触眼表。

（吴　倩）

参考文献

1. Sánchez-Hernández MC，Montero J, Rondon C,et al. Consensus Document on Allergic Conjunctivitis (DECA) [J]. J Investig Allergol Clin Immunol 2015; Vol. 25(2): 94-106.

2. Bielory BP, O'Brien TP, Bielory L. Management of seasonal allergic conjunctivitis: guide to therapy[J]. Acta Ophthalmol,2012, 90(5): 399-407.

3. Takamura E, Uchio E, Ebihara N, et al. Japanese guidelines for allergic conjunctival diseases 2017[J]. Allergol Int, 2017,66(2): 220-229.

4. Bielory L. Allergic conjunctivitis: the evolution of therapeutic options[J]. Allergy Asthma Proc, 2012, 33(2): 129-139.

5. 李莹，张潇，吕岚，等.过敏性结膜炎的流行病学及奥洛他定滴眼液开放性多中心治疗

的初步效果 [J]. 眼科 , 2008,17(3): 166-170.

6. 刘祖国 , 肖启国 . 过敏性结膜炎的诊治 [J]. 中华眼科杂志 , 2004, 40(7): 500-502.

7. Ohno S, Uchio E, Ishizaki M, et al. New clinical evaluation standard and seriousness classification of allergic conjunctival diaeases [J]. Iyaku Journal[Medicine & Drug Journal]，2001;37:1341-9.

8. Takamura E, Uchio E, Ebihara N, et al. Japanese Guideline for Allergic Conjunctival Diseases [J]. Allergology International，2011;60:191-203.

9. 邓世靖 , 孙旭光 . 眼局部抗过敏药物的临床应用 [J] . 中华眼科杂志 , 2007，43(1):89-90.

10. 中华医学会眼科学分会角膜病学组 . 我国过敏性结膜炎诊断和治疗专家共识（2018年） [J]. 中华眼科杂志 ,2018,54(6): 409-414.

第 **5** 章

特应性皮炎

特应性皮炎（atopic dermatitis，AD）是一种与遗传过敏素质有关的慢性、复发性、炎症性皮肤病，表现为瘙痒、多形性皮损并有渗出倾向，常伴发哮喘、过敏性鼻炎、过敏性结膜炎等。atopic 的含义是：①常有易患哮喘、过敏性鼻炎、特应性皮炎的家族倾向；②对异种蛋白过敏；③血清中 IgE 水平升高；④外周血嗜酸性粒细胞增多。

【流行病学】

随着环境变化和全球工业化的快速发展，AD 的患病率呈逐年上升趋势，在发达国家影响了 20 ~ 30% 的儿童。我国近 20 年 AD 的患病率亦呈上升趋势，流行病学调查数据显示：1988 ~ 1989 年上海地区 7 ~ 18 岁中小学生 AD 的患病率为 0.46%，1998 年城市 6 ~ 20 岁年龄段 AD 的患病率为 0.62%，最新数据表明：2002 ~ 2015 年，我国 1 ~ 7 岁儿童特应性皮炎发病率由 3.07% 升高到 12.94%。

【病因学和发病机制】

本病的病因和发病机制复杂，涉及遗传、环境及免疫等多种因素。其中遗传因素作为内因、环境因素作为外因，两者相互作用，共同影响了 AD 的发病。

一、病因学

病因学涉及遗传因素、过敏原、微生物等众多方面，由于篇幅所限，这里仅对过敏原及食物过敏在 AD 发病中的作用及研究进展详细叙述，其他几方面简述，但仍需谨记 AD 发病因素的多面性，不可过分强调其一。

1. **遗传因素** 早在 1916 年 Cooke 和 Van de Meer 就发现了过敏反应的家族现象。父母一方有 AD 者，其子女出生后 3 个月内发病率可达 25% 以上，2 岁内发病率可达 50% 以上，如果父母双方均有特应性疾病史，其子女 AD 发病率可高达 79%；另有双生子研究显示，同卵双生子与异卵双生子一方患 AD，另一方患病的几率分别为 77% 和 15%。另有研究显示，人类皮肤屏障功能的完好依赖于以丝聚合蛋白（Filaggrin，FLG）为基础的角蛋白细胞骨架、细胞内脂类和表皮朊酶类结构和功能的正常。FLG 基因功能缺失，导致皮肤屏障结构发生改变，屏障功能受损，容易发生 AD。位于人类染色体 1q21 上的 FLG 基因功能缺失性突变是导致 AD 的高危因素。国外对 FLG 突变位点的研究较多，我国对中国汉族人群 AD 患者进行研究，发现了 K4671X、3222del4、Q1790X 及 5757del4 等 17 种新的特有的基因突变位点，另外也有 3321delA、R501X、441delA 和 R4306X 等 9 种已知突变位点存在。

2. **过敏原**　主要包括非特异性刺激物和特异性过敏原。

（1）非特异性刺激物可能是物理性的，如机械性刺激（如羊毛等）、化学性刺激（如酸、碱、漂白剂等）、生物性刺激（如过敏原、微生物等）；居室环境中的烟草烟雾、可挥发有机化学物（volatile organic compound，VOC）（如甲醛），以及室外车辆尾气，均可加重已经破坏的皮肤屏障，进而导致 AD 症状加重或迁延不愈。

（2）特异性过敏原主要包括吸入性和食物性过敏原。

吸入性过敏原：皮肤屏障功能障碍的 AD 患者对吸入性过敏原的渗透性增加，屋尘螨（house dust mites，HDM）是主要的吸入性过敏原，其酶活性可破坏支气管黏膜上皮细胞间及表皮角质形成细胞间的紧密连接，进而导致 AD 患者皮肤屏障功能的破坏。嵌套病例研究（nested case-control study）发现花粉是另一种导致 AD 症状加重的环境刺激物，除非在居室环境中使用花粉滤过装置，否则很难避免花粉刺激，高纬度气候条件下花粉较少。动物上皮也是常见的吸入性过敏原，许多 AD 患儿接触小动物后症状加重；以前，避免接触宠物是避免过敏进程的首要措施，现在这一观点发生了改变：①大多数学者认为暴露于猫上皮是危险因素，应当避免；②最近的研究认为狗可能会使孩子免于 AD 困扰，尤其是家养的宠物狗，因为暴露于非致病性微生物有助于儿童免疫系统的发育；但是如果是 AD 患儿，其与宠物狗接触导致皮损加重，可能是由于局部细菌定植增加，因此一旦 AD 患儿接触宠物后出现临床症状，则以后需要避免接触。

食物过敏原：据统计，食物过敏困扰着约 1/3 的中重度 AD 患儿，牛奶、鸡蛋、花生、黄豆、坚果、鱼及贝类是婴幼儿常见的食物过敏原，随年龄增长，AD 患儿的过敏食物谱不断变化，对于年长儿、青少年及成人，还包括桦树花粉相关的食物过敏。基于症状和发生的时间不同，AD 患者食物过敏有三种表现形式：①速发型非湿疹反应（non-eczematous reactions），此型由 IgE 介导，通常发生于摄入食物 2 小时内，皮肤主要表现为荨麻疹、血管性水肿、潮红、瘙痒，以及消化系统、呼吸系统和心血管系统的速发型超敏反应的表现，皮肤表现出现于一半以上的患儿。此外，部分儿童还可在 6～8 小时后出现短暂的麻疹样发疹，这种麻疹样发疹可于数小时内自行消退，被称为"IgE 介导反应的迟发阶段"（late-phase IgE-mediated response）。②典型的迟发型湿疹反应发生在摄入过敏食物的 6～48 小时后，表现为原好发部位出现湿疹皮损。③即上述两种形式的叠加，速发型过敏反应后接着出现湿疹迟发反应，这种情况出现在近 40% 的 AD 患儿。

3. **微生物**　AD 患者皮肤屏障功能受损，皮肤微生态环境变化，天然免疫反应减弱，容易继发金黄色葡萄球菌、疱疹病毒、马拉色菌及各种微生物感染，而这些微生物抗原及超抗原又可引发或加重皮肤超敏反应，导致 AD 病情恶化。

4. **其他**　生活环境（化学刺激物及空气污染）、生活方式（过度清洁）及精神心理压力（紧张、焦虑、抑郁等）与 AD 发病率的增高有一定相关性。

二、发病机制

AD 发病机制主要涉及皮肤屏障功能异常和免疫异常两方面。

1. **皮肤屏障功能异常**　AD 患者皮损部位神经酰胺和中间丝相关蛋白含量减少、必需氨基酸代谢异常及水通道蛋白功能异常都使皮肤经表皮水份丢失量增加、引起皮肤干燥，导致屏障功能障碍。

2. **免疫异常**　免疫功能的紊乱和调节失衡是 AD 发病的中心环节，主要包括细胞免疫异常和体液免疫异常。细胞免疫异常主要是在 AD 患者中调节性 T 细胞的数量及功能异常，对 Th2 细胞的抑制作用减弱，导致 Th2 细胞功能亢进，Th1/Th2 失衡，引发一系列过敏反应性炎症。体液免疫异常主要是 B 细胞异常活化，产生抗原特异的 IgE 抗体，介导 I 型超敏反应和趋化反应，诱导各种细胞因子的释放，导致炎症反应的发生。

3. **其他** 角质形成细胞、抗原提呈细胞、肥大细胞及嗜碱性粒细胞等多种细胞在 AD 的发病机制中也起到重要作用。

【临床表现】

根据年龄、发病部位和皮损形态学改变将特应性皮炎分为三个临床阶段，即婴儿期、儿童期和青少年与成人期。这些阶段可互相重叠，也可因为某一阶段疾病的自愈而分隔。

1. **婴儿期（出生~2岁）** 约60%患者于 1 岁以内发病，以出生2 个月以后为多。初发皮损为面颊部瘙痒性红斑，继而在红斑基础上出现针尖大小的丘疹、丘疱疹，密集成片，皮损呈多形性，境界不清，搔抓、摩擦后很快形成糜烂、渗出和结痂等，皮损可迅速扩展至其他部位（如头皮、额、颈、腕及四肢伸侧等）（图 5-1）。患儿因瘙痒常烦躁伴哭闹不安，以致影响睡

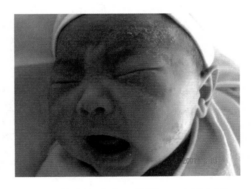

图 5-1 特应性皮炎婴儿期。1 个月女婴，该图显示面部弥漫性对称性分布的红斑、丘疹及鳞屑（首都医科大学附属北京儿童医院提供）

眠。病情时重时轻，某些食品或环境等因素可使病情加剧，可出现继发感染。一般在 2 岁以内逐渐好转、痊愈，部分患者病情迁延并发展为儿童期AD。

2. **儿童期（2~12岁）** 多在婴儿期 AD 缓解 1~2 年后发生并逐渐加重，少数自婴儿期延续发生。皮损累及四肢屈侧或伸侧，肘窝、腘窝受累常见（图 5-2），其次为眼睑、颜面和颈部。皮损暗红色，渗出较婴儿期为轻，常伴抓痕等继发皮损，久之形成苔藓样变。此期瘙痒仍很剧烈，形成"瘙痒－搔抓－瘙痒"的恶性循环。

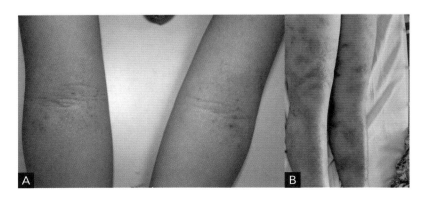

图5-2 （A）特应性皮炎儿童期，图示典型肘窝皮损红斑、丘疹及轻度苔藓样变。
（B）特应性皮炎儿童期，图示双下肢大量对称性分布的肥厚性苔藓样斑块及抓痕
（首都医科大学附属北京儿童医院提供）

3. 青少年与成人期（12 岁以上）　指 12 岁以后青少年期及成人阶段的 AD，可以从儿童期发展而来或直接发生。好发于眼周、颈周、肘窝、腘窝、四肢、躯干，某些患者掌跖部位明显。皮损常表现为局限性苔藓样变，有时可呈急性、亚急性湿疹样改变，部分患者皮损表现为泛发性干燥丘疹（图 5-3）。瘙痒剧烈，搔抓出现血痂、鳞屑及色素沉着等继发皮损。

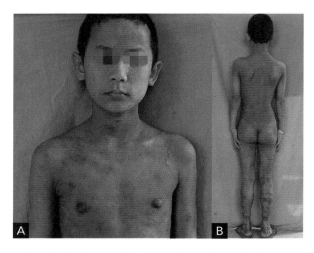

图5-3　特应性皮炎青少年期。13岁男童。患有严重的特应性皮炎，面颈部（A）、躯干、四肢（B）弥漫分布大量红斑、丘疹、鳞屑、苔藓样斑块及色素沉着，累及双侧乳头及乳晕

　　大多数患者在 20 岁后病变逐渐减轻，少数严重者可持续至老年期，目前，老年期病人亦有增加趋势。

　　特应性皮炎患者可伴有一系列皮肤特征性改变，包括干皮症、耳根裂隙（图 5-4）、鱼鳞病、掌纹征（图 5-5）、毛周角化、Dennie-Morgan 眶下皱褶（图 5-6）、眶周黑晕、毛周隆起、非特异性手足皮炎、白色糠疹（图 5-7）、颈前皱褶、乳头湿疹、复发性结合膜炎、白色划痕征等，这些体征对 AD 的诊断有重要价值。

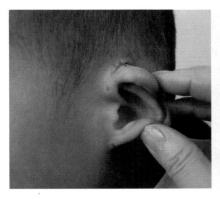 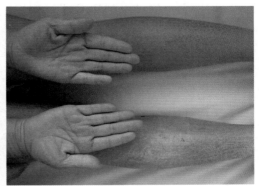

图 5-4　耳根裂隙（首都医科大学附属
　　　　北京儿童医院提供）　　　　　　图 5-5　鱼鳞病及掌纹症（首都医科大学附属
　　　　　　　　　　　　　　　　　　　　　　　北京儿童医院提供）

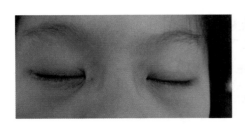 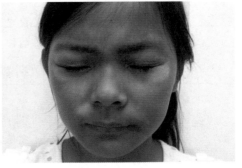

图 5-6　Dennie-Morgan 眶下皱褶（首都
　　　　医科大学附属北京儿童医院提供）　　图 5-7　白色糠疹（首都医科大学附属北京
　　　　　　　　　　　　　　　　　　　　　　　　儿童医院提供）

【诊断】

根据临床表现，结合患儿及其家族遗传过敏史（哮喘、过敏性鼻炎或AD）、嗜酸性粒细胞增高和血清 IgE 升高等特点，应考虑本病的可能。关于诊断标准，国外常用的有 Hanifin 和 Rajka 标准、Williams 标准（表 5-1），我国有康克非诊断标准。综合分析，Hanifin 和 Rajka 标准内容详细、全面，适用于临床观察研究；Williams 诊断标准简单易行，且特异性和敏感性与Hanifin 和 Rajka 标准相似，适用于门诊日常工作。但是上述标准均不适用于婴儿 AD 诊断，故学者们分别于 1990 年对 Hanifin 和 Rajka 标准及 2003 年对 Williams 标准进行了修订，以适合婴儿期 AD 的诊断，临床工作中可参照使用（表 5-2）。

表 5-1　Wlliams 诊断标准（英国特应性皮炎工作组于 1994 年制定发表）

持续 12 个月以上的皮肤瘙痒(或父母诉患儿有搔抓或摩擦)
加上以下标准中的三项或更多：

- 2 岁以前发病(4 岁以下儿童不适用)
- 屈侧皮炎湿疹史,包括肘窝、腘窝、踝前、眼周或颈周,(10 岁以下的儿童包括颊部皮疹)
- 全身皮肤干燥史
- 个人史中有其他过敏性疾病如哮喘或花粉症,或在 4 岁以下儿童的一级亲属中有过敏性疾病史
- 有可见的身体屈侧皮炎(4 岁以下儿童包括颊部 / 前额和四肢伸侧)

表 5-2　婴儿期特应性皮炎诊断标准

必备条件	皮肤瘙痒 >1 个月
次要条件	头面部湿疹,不累及口、鼻及眼周
	单纯肢体伸侧皮炎或伸屈侧混合性皮炎
	尿布区未受累
	弥漫性皮肤干燥
	手部湿疹
	食物诱发皮疹史
	一级亲属有过敏性鼻炎、哮喘、AD 病史

诊断时应满足必备条件的同时满足 3 个或以上次要条件

疾病严重程度评估

特应性皮炎病情严重度的评价方法较多，常用的有：特应性皮炎评分（SCORAD）、湿疹面积和严重程度指数评分（EASI）、研究者整体评分（IGA）、瘙痒程度视觉模拟评分（VAS）等，这些方法评价内容较多，多适用于临床研究。而在临床日常工作中，医务工作者可采用简单易行的指标进行判断：轻度为皮疹面积小于 5%；中度为皮疹面积 5%~10%，或皮疹反复发作；重度为皮损超过 10% 体表面积，或皮炎呈持续性，瘙痒剧烈影响睡眠。疾病严重度评估可作为制定治疗方案的依据。

【鉴别诊断】

AD 需要鉴别的常见病有：慢性单纯性苔藓、接触性皮炎、疥疮、银屑病，少见情况下需与朗格汉斯细胞组织细胞增生症、肠病性肢端皮炎、生物素缺乏症、痒疹样营养不良型大疱表皮松解症、高 IgE 综合征、Wiskolt-Aldrich 综合征、Netherton 综合征等鉴别。

【治疗】

特应性皮炎是慢性复发性疾病，治疗目的是缓解或消除临床症状，消除诱发和 / 或加重因素，减少和预防复发，提高患者的生活质量。

一、患者教育

医生应向患儿及患儿家长详细解释本病的病因、发病机制、临床特点、变化规律、治疗方案的选择、如何避免刺激 / 加重因素等，医生和患者应建立起长期和良好的医患关系，互相配合，共同管理，以减少疾病复发 / 加重次数，提高患儿及家庭成员的生活质量。患者教育是做好 AD 长期治疗管理的基础。

二、基础治疗

1. **一般护理** 衣物应略薄、纯棉质地、宽松柔软；居室环境应凉爽、通风、清洁，勤换衣物和床单，尽量减少生活环境中的过敏原，屋尘螨是主要的吸入性过敏原，其生活环境很"优越"：如室内适宜的温度、适宜的湿度以及丰富的有机食物（人脱落的表皮）。它们寄居于床垫或地毯上，一般的家庭清洁只能消除一小部分，把床垫套住能使 AD 患者免于屋尘螨的刺激，也可考虑市售的防螨睡衣，即所谓的"湿疹工作服（eczema overalls）"。

2. **皮肤护理** 主要包括正确洗澡及使用润肤剂恢复和保持皮肤屏障功能，是 AD 治疗的基础。

（1）沐浴：洗澡在 AD 中可起到以下作用：清除皮肤表面的碎屑及痂皮，使皮肤清洁；减少皮肤表面的金黄色葡萄球菌定植，降低细菌感染的概率；增加皮肤含水量；增加亲子间的乐趣，促进感情交流。但在洗澡过程中不建议用毛巾搓澡，以免破坏皮肤屏障。洗澡水温以 32～38℃为宜，每日一次或隔日一次，每次 10～15min；建议使用清水洗澡，如有必要可使用低敏无刺激的弱酸性（pH 约为 6）洁肤用品。

（2）使用润肤剂恢复和保护皮肤屏障功能：外用润肤剂不仅可以阻止皮肤水分蒸发，增加皮肤含水量；还可以外源性补充皮肤脂质含量，修复受损的皮肤，改善皮肤屏障功能。浴后 3 分钟内立即使用润肤剂，效果最佳，每日 1～2 次。根据剂型不同，润肤剂分为润肤露（乳）、润肤霜及润肤膏三种，应根据气候、皮损部位和特点合理选择。

3. **饮食护理** 目前饮食干预（dietary interventions）对 AD 的治疗作用仅在少数对照试验中进行了研究，结论不甚一致。在一项系统评价中，8 项随机对照研究探讨了规避过敏食物对 AD 的影响，总结如下：①即使在研究期间监督鼓励的情况下，饮食规避也难以实施；②脱落率非常高；③目前的证据表明，与没有进行饮食规避的患儿比较，免牛奶、免鸡蛋的饮食并无治疗意义。而另外一项基于 9 项随机对照研究的 Cochrane 系统综述得出的结论是，对于检测发现鸡蛋特异性 IgE 阳性的 AD 患者，规避鸡蛋饮食有助于疾病缓解，美国皮肤病学会建议，对于临床上发现鸡蛋过敏的患者应采取饮食规避，这同样也适用于其他过敏食物。

在预防方面，尚没有有效的措施能预防婴幼儿发生 AD 和食物过敏。最近发表的随机对照研究，如花生过敏学习（Learning Early About Peanut Allergy，LEAP）和免疫耐受（Enquiring About Tolerance，EAT）研究给出了一些支持证据，认为早期经口摄入可减少后期食物过敏的发生。生后 4～6 个月是获得耐受的"窗口期"。流行病学研究结果显示，生后一年内进行多样化饮食摄入的患儿，可一定程度上避免以后发生 AD。

2010 年美国国立卫生研究院和过敏与传染病研究所专家组，提出的食物过敏的临床诊断和管理指南强调：AD 患儿在尚无证据证明对某种食物过敏的情况下，不推荐规避该种或该类食物；对于 5 岁以下的中、重度 AD 患儿，如果存在以下两种情况，则需要注意这些患儿存在食物过敏的可能，应积极查找过敏原：①规范遵医嘱治疗及良好护理的情况下，症状缓解不明显，皮疹持续存在；②有明确的食物过敏史。

2018 年欧洲 AD 诊疗共识中总结：对中重度患者，可根据临床症状和食物激发试验的结果，进行治疗性的饮食规避；母乳喂养至至少 4 月龄，可在一定程度上避免食物过敏相关的 AD；对于母乳喂养不够或者低风险婴幼儿，传统的牛奶配方粉也可以；对于母乳不足的高风险患儿，建议使用低敏配粉；不管遗传过敏风险程度如何，均建议在 4～6 月龄摄入多种辅食。

三、局部外用药物治疗

主要使用外用糖皮质激素及钙调神经磷酸酶抑制剂控制皮肤炎症反应，其中，外用糖皮质激素为 AD 治疗一线药物，而外用糖皮质激素联合钙调神经磷酸酶抑制剂是 AD 长期治疗的首选方案。临床中应根据患儿年龄、皮损性质、部位及病情严重程度制定不同的治疗方案（表 5-3）。其中，外用糖皮质激素制剂根据剂型和药效强度可分为四级（表 5-4），当皮肤继发细菌、真菌或病毒感染时，可根据病情选择相应的外用药物治疗。

表 5-3　特应性皮炎根据病情严重程度选择外用药物的原则

疾病严重程度	健康教育	基础治疗	外用糖皮质激素制剂	钙调磷酸酶抑制剂（2 岁以上适用）
仅有皮肤干燥	+	+	-	-
轻度	+	+	弱效或中效	+
中度	+	+	<2 岁:中效或弱效；2 ~ 12 岁:强效或中效；≥ 12 岁:超强效或强效	+
重度 - 反复难治型	+	+	<2 岁:强效或中效；≥ 2 岁:超强效或强效	+

表 5-4　外用糖皮质激素制剂强度分级表

作用强度	药品名	浓度（%）	儿童限制
弱效	醋酸氢化可的松	0.1	儿童可用
	醋酸甲泼尼松龙	0.25	儿童可用
	地奈德	0.05	儿童可用
中效	醋酸泼尼松龙	0.5	儿童可用
	醋酸地塞米松	0.05	儿童可用
	丁酸氯倍他松	0.05	>10 岁
	曲安奈德	0.025 ~ 0.1	儿童可用
	丙酸氟替卡松	0.05	>1 岁
	丁酸氢化可的松	0.1	儿童可用
	醋酸氟氢可的松	0.025	婴儿慎用
	氟氢松醋酸酯	0.01	>6 岁
强效	丙酸倍氯米松	0.025	婴儿慎用
	糠酸莫米松	0.1	儿童可用
	氟轻松醋酸酯	0.025	>6 岁
	氯氟舒松	0.025	儿童慎用
	戊酸倍他米松	0.05	安全性未确定

作用强度	药品名	浓度（%）	儿童限制
超强效	丙酸氯倍他索	0.02 ～ 0.05	>12 岁
	氯氟舒松	0.1	儿童慎用
	戊酸倍他米松	0.1	安全性未确定
	卤美他松	0.05	>12 岁
	双醋二氟松	0.05	儿童慎用

1. 外用糖皮质激素制剂的注意事项

（1）外用糖皮质激素制剂的选择原则

①强度的选择：初治时应选用强度足够的制剂，以求快速控制炎症，此后逐渐降低外用制剂强度或使用钙调神经磷酸酶抑制剂维持治疗。

使用方法：在急性期或亚急性期，选用足够强的激素给予每日 1 ～ 2 次，根据皮损恢复情况，连续应用最短不少于 2 周，最长不超过 6 周；然后再根据皮损的好转情况进一步调整激素的强度、浓度及用量，通常将激素用药频率调整为每周应用 2 天维持治疗，最长可维持疗程 16 周。在维持过程中，如病情出现反复，需及时恢复至每日用药。当皮肤炎症完全控制后，建议继续每周 2 次外用激素制剂或钙调神经磷酸酶抑制剂同时应用润肤剂进行维持治疗，使皮损长期处于缓解状态。

②剂型的选择：对于处于不同期的皮损选择外用激素剂型不同，急性期无渗液或渗出不多者可用糖皮质激素霜剂；渗出多者可用 3% 硼酸溶液冷湿敷，外用氧化锌油；渗出减少后用糖皮质激素霜剂，可和油剂交替使用；亚急性期可选用糖皮质激素乳剂、糊剂，为防止和控制继发感染，可加用抗生素；慢性期可选用软膏、硬膏、涂膜剂；顽固性局限性皮损可用糖皮质激素作皮损内注射。

（2）特殊部位外用糖皮质激素制剂的使用

面、颈、阴囊等皮肤皱褶部，皮肤较薄，经皮吸收能力较强，原则上使用弱效或中效制剂，每日 2 次，最长 1 周，之后采用间断疗法或外用钙调磷酸酶抑制剂替代治疗。对于面部仅有皮肤干燥或轻度皮损的患儿，原则上仅使用保湿润肤剂。

2. 外用钙调神经磷酸酶抑制剂的注意事项

此类药对 T 淋巴细胞有选择性抑制作用，有较强的抗炎作用。主要剂型有 1% 吡美莫司乳膏和 0.03% 或 0.1% 他克莫司软膏。多用于 AD 患儿的面颈部和皱褶部，以及用于外用糖皮质激素治疗效果不佳者、与外用激素联合应用或序贯使用及长期维持治疗。2 岁以上 AD 患儿适用，其中 0.1% 的他克莫司软膏适用于 12 岁以上 AD 患儿。其不良反应为局部烧灼和刺激感，不适用于皮肤有糜烂和溃疡处。

四、全身性系统治疗

1. **抗组胺药和抗炎症介质药物**　用于瘙痒明显或伴有睡眠障碍者，可选用第一代、第二代抗组胺药、白三烯受体拮抗剂及肥大细胞膜稳定剂等。

2. **抗感染治疗**　当继发大面积细菌感染伴发系统性感染症状时，可应用一代或二代头孢类抗生素或半合成青霉素治疗；继发单纯疱疹病毒感染时，首选阿昔洛韦治疗。

3. **糖皮质激素**　原则上尽量不用或少用此类药物，对于重度 - 反复难治型的患者可给予，一般足量治疗 1～2 周，病情控制后，在 1～2 周内减停。

4. **免疫抑制剂**　病情严重而常规疗法不易控制的反复难治型 AD 患者，可酌情选用环孢素、硫唑嘌呤等。儿童患者慎用。

5. **其他**　甘草酸制剂、钙剂及益生菌可作为辅助治疗。

五、紫外线疗法

紫外线是治疗 AD 的有效方法，窄谱中波紫外线（NB-UVB）和长波宽谱紫外线（UVA1）安全有效，应当注意副作用，光疗后注意使用润肤剂。6 岁以下儿童避免全身使用紫外线疗法。

六、中医中药

应根据临床症状和体征，进行辨证施治。

七、心理咨询

在一些重度 AD 患者中，由于学习紧张、家庭关系不和睦导致的心理压力增大，是病情加重的刺激因素。对这些患者在进行疾病本身的治疗时，心理疏导也是重要的治疗措施。

（田　晶　王　珊　申春平　马　琳）

参考文献

1. Williams H,Robertson C,Stewart A, et al. Worldwide variations in the prevalence of symptoms of atopic eczema in the International Study of Asthma and Allergies in Childhood[J]. J Allergy Clin Immunol,1999,103 (1 Pt 1):125-138.

2. Williams H, Stewart A, von Mutius E, et al. International Study of Asthma and Allergies in Childhood (ISAAC) Phase One and Three Study Groups.Is eczema really on the increase worldwide? [J] J Allergy Clin Immunol, 2008,121:947.

3. 田润梅，康克非，余碧娥，等 .4036 名中小学生遗传过敏性皮炎的调查 [J]. 中华皮肤科杂志 ,1992,25:183.

4. 顾恒，颜艳，陈昆，等 . 我国特应性皮炎流行病学调查 [J]. 中华皮肤科杂志 ,2000,33:379.

5. Heng, G. et al. Survey on the Prevalence of Childhood Atopic Dermatitis in Ten Cities of China[J]. Chinese Journal of Dermatology, 2004,37: 29–31.

6. Guo Y, Ping L, Tang J, et al. Prevalence of Atopic Dermatitis in Chinese Children aged 1–7 ys[J]. Sci Rep, 2016, 6:29751.

7. BjÖrksten B,Kjellmann NLM.Perinatal factors influencing the development of allergy[J]. Clin Rev Allergy, 1987,5(4):339.

8. Palmer C N, Irvine A D, Tenon-Kwiatkowski A, et al.Common loss of-function variants of the epidermal barrier protein filaggrin are a major predisposing factor for atopic dermatitis[J]. Nat Genet, 2006, 38: 441.

9. Zhang H, Guo Y, Wang W, et al. Mutations in the filaggrin gene in Han Chinese patients with atopic dermatitis[J].Allergy, 2011,66(3):420.

10. Takai T, Ikeda S. Barrier dysfunction caused by environmental proteases in the pathogenesis of allergic diseases[J]. Allergol Int, 2011, 60: 25–35.

11. Tan BB, Weald D, Strickland I, et al. Double-blind controlled trial of effect of housedust-mite allergen avoidance on atopic dermatitis[J]. Lancet, 1996, 347: 15–18.

12. Kettleson EM, Adhikari A, Vesper S, et al. Key determinants of the fungal and bacterial microbiomes in homes[J]. Environ Res, 2015, 138: 130–135.

13. Eigenmann P, Sicherer S, Borkowski T, et al. Prevalence of IgE-mediated food allergy among children with atopic dermatitis[J]. Pediatrics, 1998, 101: E8.

14. Sicherer SH, Sampson HA. Food hypersensitivity and atopic dermatitis: pathophysiology, epidemiology, diagnosis, and management[J]. J Allergy Clin Immunol, 1999, 104(3 Pt 2):S114–S122.

15. Breuer K, Wulf A, Constien A, et al. Birch pollen-related food as a provocation factor of allergic symptoms in children with atopic eczema/dermatitis syndrome[J]. Allergy, 2004, 59: 988–994.

16. Breuer K, Heratizadeh A, Wulf A, et al. Late eczematous reactions to food in children with atopic dermatitis[J]. Clin Exp Allergy, 2004, 34: 817–824.

17. Sampson HA. The evaluation and management of food allergy in atopic dermatitis[J]. Clin Dermatol, 2003, 21: 183–192.

18. Werfel T, Ballmer-Weber B, Eigenmann PA, et al. Eczematous reactions to food in atopic eczema: position paper of the EAACI and GA2LEN[J]. Allergy, 2007, 62: 723–728.

19. Muraro A, Werfel T, Hoffmann-Sommergruber K, et al. EAACI food allergy and anaphylaxis guidelines: diagnosis and management of food allergy[J]. Allergy, 2014, 69: 1008–1025.

20. Bindslev-Jensen C, Ballmer-Weber BK, Bentsson U, et al. Standardization of food challenges in patients with immediate reactions to foods–position paper from the European Academy of Allergology and Clinical Immunology[J]. Allergy, 2004, 59: 690–697.

21. Hanifin JM，Rajka G.Diagnostic features of atopic dermatitis[J].Acta Derm Venereol Suppl(Stockh),1980,92:44.

22. Williams HC. Atopic dermatitis[J]. N Engl J Med, 2005,352:2314-2324.

23. 康克非 , 田润梅 . 遗传过敏性皮炎诊断标准的探讨 [J]. 临床皮肤科杂志 ,1986,15:60.

24. Sampson H. Pathogenesis of eczema[J]. Clin Exp Allergy, 1990,20:459.

25. Taib A, Boralevi F. Atopic eczema in infants// Ring J,Przybella B,Ruzicka T,ed. Handbook of atopic eczema. 2nd ed.Springer,2006:45.

26. 中华医学会皮肤性病学分会免疫学组 . 中国特应性皮炎诊疗指南（2014 版）[J]. 中华皮肤科杂志 ,2014,47(7)：511.

27. Bernier C, Ball A, et al. Therapeutic patient education in atopic dermatitis: worldwide experiences[J].Pediatric Dermatology,2013,30(3):329.

28. Ricci G,Patrizi A,Bellini F,et al.Use of textiles in atopic dermatitis:care of atopic dermatitis[J].Curr Probl Dermatol,2006,33:127.

29. Paller AS, Mancini AJ. Hurwitz Clinical Pediatric Dermatology: A Textbook of Skin Disorders of Childhood and Adolescence [M].4th ed. Saunders ,2011:46.

30. 马琳 . 润肤剂及居家护理在特应性皮炎治疗中的作用［J］. 实用皮肤病学杂志 , 2008, 1(1): 插 1 页 .

31. Hoare C, Li Wan Po A, Williams H. Systematic review of treatments for atopic eczema[J]. Health Technol Assess, 2000, 4: 1–191.

32. Bath-Hextall F, Delamere F, Williams H. Dietary exclusions for improving established atopic eczema in adults and children systematic review[J]. Allergy, 2009, 64: 258–264.

33. Hanifin JM, Cooper KD, Ho VC, et al. Guidelines of care for atopic dermatitis, developed in accordance with the American Academy of Dermatology (AAD)/American Academy of Dermatology Association "Administrative Regulations for Evidence-Based Clinical Practice Guidelines" [J]. J Am Acad Dermatol, 2004, 50: 391–404.

34. Du Toit G, Roberts G, Sayre PH, et al. Randomized trial of peanut consumption in infants at risk for peanut allergy[J]. N Engl J Med, 2015, 372:803–813.

35. Perkin MR, Logan K, Tseng A, et al. Randomized trial of introduction of allergenic foods in breast-fed infants[J]. N Engl J Med, 2016, 374: 1733–1743.

36. Roduit C, Frei R, Loss G, et al. Development of atopic dermatitis according to age of onset and association with early-life exposures[J]. J Allergy Clin Immunol, 2012, 130: 130–136.

37. Boyce JA, Assa'ad A,Burks AW, et al. Guildelines for the diagnosis and management of food allergy in the United States: summary of the NIAID-Sponsored Expert Panel report [J]. J Am Acad Dermatol, 2011,64(1)175-192.

38. Wollenberg A, Barbarot S, Bieber T, et al. Consensus-based European guidelines for the treatment of atopic eczema (atopic dermatitis) in adults and children:Part I[J]. JEADV, 2018,32,657-683.

39. Akdis CA, Akdis M, Bieber T, et al. Diagnosis and treatment of atopic dermatitis in children and adults: European Academy of Allergology and Clinical Immunology/American Academy of Allergy, Asthma and Immunology/PRACTALL Consensus Report[J]. Allergy. 2006,61(8): 969-987.

40. 中华人民共和国卫生部 . 糖皮质激素类药物临床应用指导原则［C］. 卫办医政发 ［2011］23 号 ,2011:26.

41. Baron SE, Cohen SN, Archer CB, et al. Guidance on the diagnosis and clinical management of atopic eczema[J].Clin ExpDermatol,2012,37 (Suppl 1):7.

42. Berth-Jones J, Damstra RJ, Golsch S, et al. Twice weekly fluticasone propionate added to emollient maintenance treatment to reduce risk of relapse in atopic dermatitis:randomized, doublt blind,parallel group study［J］. BMJ ,2003,326:1367.

43. Peserico A，Städtler G，Sebastian M，et al. Reduction of relapses of atopic dermatitis with methylprednisolone aceponate cream twice weekly in addition to maintenance treatment with emollient: a multicentre，randomized，double-blind，controlled study ［J］.Br J Dermatol,2008,158:801.

44. Yin ZQ, Zhang WM, Song GX, et al. Meta-analysis on the comparison between two topical calcineurin inhibitors in atopic dermatitis ［J］. J Dermatol, 2012, 39(6):520.

第 **6** 章

接触性皮炎

接触性皮炎（contact dermatitis）是指皮肤表面与某些物质直接接触所致的表皮和真皮的炎症。根据发病机制可分为两大类：刺激性接触性皮炎和过敏性接触性皮炎。刺激性接触性皮炎是皮肤接触某种物质后引发的一种炎症性反应，由于接触物对皮肤有很强的刺激性，绝大多数个体均可发病。过敏性接触性皮炎是皮肤对各种致敏物质所发生的一种获得性过敏反应，该致敏物质仅对那些过敏且被致敏的个体引起炎症反应。本文将讨论儿童 ICD 和 ACD。

第一节　刺激性接触性皮炎

刺激性接触性皮炎（irritant contact dermatitis，ICD）是由于皮肤暴露于可引起皮肤物理性、机械性或化学性刺激的物质所致。任何人接触后均可发病。皮肤炎症的程度和发展快慢与接触物质的刺激性、浓度和接触时间的长短有密切关系，原发性刺激又可分为两种，一种是刺激性较强，接触后短时间内发病，如强酸、强碱等化学物质引起的皮炎；另一种是刺激性较弱，接触较长时间后发病，如肥皂、有机溶剂等引起的皮炎。

临床表现为在接触部位或身体暴露部位突然发生境界清楚的急性皮炎，轻症时局部红斑，淡红至鲜红色，稍有水肿，重症时红斑肿胀明显，可出现水疱甚至大疱。如为烈性的刺激物，可使表皮坏死脱落，甚至深及真皮发生溃疡。患者一般自觉烧灼感、疼痛。有明确接触史。

本类接触性皮炎的共同特点是：①任何人接触后均可发生；②无一定潜伏期；③皮损多限于直接接触部位，境界清楚；④停止接触后皮损可消退。

其中尿布皮炎及干性皮炎是儿童中刺激性接触性皮炎的两种常见形式。

一、尿布皮炎

广义的尿布皮炎（diaper dermatitis）是指发生在尿布区域的各种皮肤问题，包括因穿戴尿布湿直接引发的刺激性接触性皮炎和部分过敏性接触性皮炎，以及与尿布湿无关但皮损类似尿布皮炎的系统性疾病，如肠病性指端皮炎、朗格汉斯组织细胞增生症，或继发于胃肠道疾病如囊性纤维化、乳糜泻等，以及其他感染性、炎症性和恶性病等尿布区皮损。狭义的尿布皮炎则是指发生在尿布区域的刺激性接触性皮炎，发病率在 7% ~ 35%。这里主要讨论狭义的尿布皮炎即摩擦性尿布皮炎（chafing diaper dermatitis）和刺激性尿布皮炎（irritant diaper dermatitis，IDD）。

IDD 多发生于 3 周 ~ 2 岁的婴幼儿，与性别无关，其发生主要与尿布区此独特解剖部位的屏障功能不完善以及尿便刺激和护理不当有关。

【临床表现】

摩擦性尿布皮炎主要累及尿布区易受摩擦的部位，皮损表现为淡红色斑、鳞屑，患儿多无自觉症状，常急性起病，消退迅速，只需勤换尿布和保持清洁即可自愈（图 6-1）。

IDD 较摩擦性尿布皮炎的程度重，表现为典型的发亮的釉面样鲜红或暗红斑，皮疹周边散在粉红色丘疹、斑块、结节，严重者可发生糜烂、溃疡甚至继发感染。可自觉瘙痒、疼痛，甚至影响睡眠，此型尿布皮炎因继发

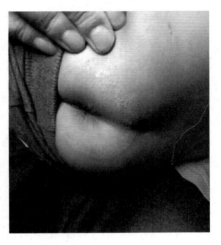

图 6-1　臀部接触湿纸巾后导致的 ICD

症状而定义了一些亚型，如继发糜烂溃疡的 Jacquet 尿布皮炎、继发结节的婴儿臀部肉芽肿和继发白色念珠菌感染的念珠菌性尿布皮炎等。

尿布区皮肤屏障特点： ①皮肤含水量增加；②皮肤 pH 升高，破坏皮肤弱酸性皮脂膜，同时激活粪便中的蛋白酶、脂肪酶及尿素酶的活性，产生更多刺激物，从而出现皮炎；③皮肤微生物增殖，最常见的为白色念珠菌和金黄色葡萄球菌，这些微生物的增殖可进一步损伤皮肤屏障功能，加重皮炎症状。

【治疗】

轻度 IDD 通过加强皮肤护理可缓解临床症状，中重度 IDD 或轻中度 IDD 经上述治疗效果不佳者需外用药物治疗。

1. **润肤剂治疗** 主要指含有氧化锌或凡士林的润肤剂。

2. **抗炎治疗** 选用弱效且不含氟的糖皮质激素。

3. **抗感染治疗** 如继发念珠或细菌感染选择适应的抗菌制剂。

【管理及预防】

1. **规范更换尿布湿的频率** 根据婴儿排尿排便次数，小婴儿一般每 2 小时更换一次，较大婴儿每 3 ~ 4 小时更换一次，每次排便排尿后及时更换尿布湿。

2. **尿布区清洁** 每次小便后要用 37℃ 温水清洗，并用毛巾拍干，每次大便后要用中性或弱酸性清洁剂清洗，之后清水冲洗并拍干。

3. **皮肤保护** 每次清洗或更换尿布后均需局部用氧化锌或凡士林润肤剂，以减少摩擦、防止过度水化，隔离尿便及微生物，以预防尿布皮炎的发生。

4. **避免刺激** 选择合适的尿不湿，不建议使用尿布，避免过度洗涤，选择适当的洗涤用品等。

二、干性皮炎

干性皮炎表现为皮肤表面干燥并出现红斑、裂隙。儿童干性皮炎的常见原因包括：频繁用肥皂清洗皮肤以及频繁的干 - 湿交替出现（如舔唇、吸吮拇指和玩水）等。

【发病机制】

皮肤表面角化细胞有结合自身重量三倍的水分的能力。水分结合涉及角化细胞表面的脂质（如神经酰胺），以及角化细胞外包膜的蛋白（如外皮蛋白及丝聚蛋白）。丝聚蛋白基因的功能缺失性突变与易感慢性刺激性接触性皮炎有关。所结合的水分提供了几乎所有的皮肤表面湿度。其与内部的水合状态无关。对于皮肤，理想的空气湿度为 60%。

当空气湿度降至低于 15% 和 / 或角质形成细胞表面的脂质被肥皂等化学物质（导致角质形成细胞之间收缩）从皮肤表面移除时，可发生角质形成细胞的破坏。破坏的过程会释放多种炎症性细胞因子、肿瘤坏死因子-α（tumor necrosis factor-alpha，TNF-α）及白细胞介素 -1（interleukin-1，IL-1），引起炎症。

【临床表现】

在干性皮炎儿童中，多数用肥皂过度清洗皮肤、频繁接触水或出汗过多。体格检查：皮肤表面干燥、有裂隙及皲裂，伴斑疹性红斑。受累多局限于下列部位：强迫性洗手者的手部、足部过度出汗或足部过度接触水的足部（幼年型跖部皮肤病），唇部及口周（舔唇性皮炎）。症状包括烧灼感、刺痛感或不适。与 ACD 不同的是，干性皮炎患儿的瘙痒通常为轻度或无症状。因此，在临床中常可遇到皮疹为湿疹样改变、而患儿自觉症状不明显的病例，此时要考虑刺激性接触性皮炎的可能，而不是笼统归结于湿疹，这对于指导患儿治疗及预后有重要作用。

【治疗及预防】

1. 恢复皮肤表面的水分和脂质以及预防水分经皮丢失，对治疗干性皮炎至关重要。最好每日至少使用两次保湿剂，恢复皮肤表面湿度，还可增强类固醇及其他活性外用药物向皮肤内的渗入。

2. 去除诱因（如过度使用肥皂）是治疗成功的关键。宝宝误食少量保湿剂可导致粪便脂质含量增加，不会引起其他问题。

第二节 过敏性接触性皮炎

过敏性接触性皮炎（allergic contact dermatitis，ACD）是一种皮肤的获得性炎症性反应，需从皮肤表面吸收抗原，并募集之前被致敏的抗原特异性T淋巴细胞至皮肤。

儿童中 ACD 的确切发病率和患病率。据估计，ACD 至少占所有儿童期皮炎病例的 20%。北美接触性皮炎研究组报道称，最常见的过敏原为硫酸镍（23%）、氯化钴（11%）和重铬酸钾（10%）。致敏通常可开始于 6 个月龄时，到两岁时，许多儿童至少已经被一种常见的过敏原致敏。

引起接触性皮炎的物质有很多，主要有动物性、植物性、化学性三种。①动物性：动物的毒素、昆虫的毒毛，如毛虫。②植物性：有些植物的叶、茎、花、果等或其产物可引起接触性皮炎。常见者有漆树、荨麻、橡树、银杏、补骨脂、猫眼草、某些菊科和报春花属、少数瓜果、蔬菜、花粉等。③化学性：这是接触性皮炎的主要病因，多属于过敏反应，少数属于原发刺激。品种多样，主要有金属及其制品如铬、镍；日常生活用品如化妆油彩、染发水、唇膏等；外用药物如汞制剂、磺胺剂、抗生素软膏、清凉油等；杀虫剂及除臭剂；各种化工原料如汽油、油漆、机油、燃料等。这些化学物质中有些是直接接触原料发生过敏，多数是使用其制品而致敏发病，有些物质接触后需经日光照射后而致敏。常见的接触性致敏物及其可能的来源见表 6-1。

表 6-1 常见的接触性致敏物及其可能来源

接触性致敏物	可能来源
重铬酸盐，硫酸镍	皮革制品、服装珠宝、水泥
二氧化汞	工业污染物、杀菌剂
硫基苯丙噻唑	橡胶制品
对苯二胺	染发剂、皮毛制品和皮革制品、颜料
松脂晶	颜料稀释剂、溶剂

续表

接触性致敏物	可能来源
甲醛	擦面纸
除虫菊酯	杀虫剂
六氯酚	肥皂、除垢剂
丙烯单体	义齿、合成树脂
碱性菊棕	皮革制品、颜料
环树脂	工业、指甲油
秘鲁松脂	化妆品、洗发水
俾斯麦棕	纺织品、皮革制品、颜料

【临床表现】

ACD 可为急性、亚急性或慢性。

1. **急性** ACD 　常由强效过敏原（如毒葛、毒橡树、毒漆树、镍）引起，起病急，多局限于接触部位，表现为红斑和水肿伴小水疱或大疱，水疱易破裂，后成糜烂面。自觉瘙痒或灼痛，少数病情严重的患者可有全身症状（图 6-2、图 6-3）。

2. **亚急性和慢性** ACD 　更常见，通常是由弱效或低浓度抗原引起，起初皮损呈亚急性，表现为轻度红斑、丘疹，境界不清楚，长期反复慢性刺激可导致局部皮肤慢性化苔藓样变。

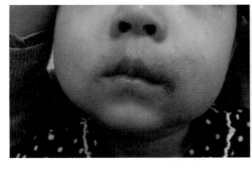

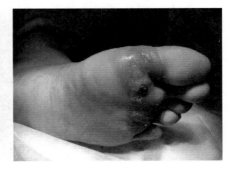

图 6-2　因接触芒果引起的口周芒果皮炎　　图 6-3　趾疣冷冻后接触胶布引起的 ACD

3. **光接触性皮炎** 包括光毒反应和过敏反应，指皮肤接触或全身吸收光化学物质后，再照光引起的皮肤反应。

4. **系统性接触性皮炎** 是当患儿被某一过敏原致敏后，又全身性再次暴露（通过肌内注射、静脉注射、口服、直肠内给药等）导致这些物质被机体吸收引起的炎症反应。临床表现有以下几种类型：①既往接触性皮炎复发；②水泡性手湿疹（汗疱疹）；③泛发性非特异性斑丘疹、水疱；④狒狒综合征：发生在股内侧、阴囊、腹股沟紫红色或淡红色斑，境界清楚；⑤血管炎样损害，系统性接触性皮炎可伴有头痛、关节痛、腹泻和呕吐等全身不适症状。

5. **其他特殊类型** 包括化妆品皮炎（多是在儿童接触家长的生活用品后发生）、漆性皮炎、药物接触性皮炎、镍皮炎等多种接触性皮炎。

ACD 的致敏物质几乎是无刺激的，只有少数人接触该物质致敏后，再次接触该物质，经 12～48 小时，在接触部位及附近发生皮炎，高度敏感者可波及与接触无关的远隔部位产生相似皮损。急性期为水肿型红斑，继之出现丘疹、水疱，疱破后出现糜烂渗血，自觉瘙痒或烧灼感。

ACD 的共同特点是：①有一定潜伏期，首次接触后不发生反应，经过 1-2 周后如再次接触同样致敏物质才发病；②皮损可局限于接触部位，也可泛发；③容易复发；④皮肤斑贴试验阳性。

【诊断】

根据接触史及临床表现，可诊断 ACD。斑贴试验是诊断本病最可靠和最简单的方法。注意试验时间应选择在皮炎治愈后或接近治愈时进行。尽管根据病史可怀疑某些物质是致敏原，但为了识别特异性抗原或在某些情况下为了做出 ACD 的诊断，可能有必要进行皮肤斑贴试验。避免致敏原是预防复发的关键，因此确认过敏原很重要。

皮肤斑贴试验包括将可疑的和标准的过敏原置于皮肤表面 48 小时。然后移除贴片，评估皮肤是否有刺激性或早期阳性反应。需要严格在 72～96 小时间读取最终结果。推荐 4～5 日后再次评估，以检测对较弱抗原的反应，并检测刺激性反应的消失。在斑贴试验期间，儿童应避免洗浴和剧烈活动。

【鉴别诊断】

1. ACD 需与其他形式的皮炎（如刺激性皮炎和特应性皮炎、脂溢性皮炎）鉴别。根据病史、临床特点及斑贴试验不难诊断。

2. 蜂窝织炎，真皮深部和皮下组织的感染，表现为皮肤区域出现红斑、水肿和皮温升高，常伴随有淋巴管炎和区域淋巴结炎症。蜂窝织炎中常见的发热和白细胞增多不是 ACD 的特征。

3. 单纯疱疹、带状疱疹、脓疱疮，急性期出现水疱大疱时，要与上述疾病相鉴别。

4. 固定性药疹，有服药史，通常在相同部位复发。根据病史、临床特点及斑贴试验不难鉴别。

刺激性接触性皮炎与过敏性接触性皮炎的鉴别见表 6-2。

表 6-2 刺激性接触性皮炎与过敏性接触性皮炎的鉴别

	刺激性接触性皮炎	过敏性接触性皮炎
好发人群	任何人	遗传易感性
发病机制	非免疫反应	Ⅳ型超敏反应
起病方式	初次接触即可发生	接触后 12 ~ 48 小时发生
分布	境界常不明显	与接触物一致,境界明显
治疗	保护、减少接触机会	完全避免

【治疗】

ACD 的治疗原则是寻找病因，迅速脱离接触物并积极对症处理，皮疹治愈后尽量避免再次接触过敏原，以免复发。ACD 的治疗遵循湿疹治疗的一般原则。

1. 急性 ACD

局限性 ACD：外用中等效价的糖皮质激素。外用糖皮质激素软膏 1 日 2 次，连续使用 2 ~ 3 周。外用治疗须持续 2 ~ 3 周，以防止复发。

泛发性 ACD 或累及面部的 ACD：皮炎累及体表面积超过 20% 时，需要进行全身性糖皮质激素治疗。早晨单剂泼尼松（1 ~ 2mg/kg，最大剂量 60mg）连用 7 ~ 10 日，在随后的 7 ~ 10 日逐渐减量。对于急性 ACD 累及面部的患者，为快速缓解症状，全身性糖皮质激素治疗可能优于外用糖皮质激素。

2. 亚急性和慢性 ACD

亚急性和慢性 ACD 常由反复暴露于低或弱强度的接触性过敏原导致，治疗较为困难。根据身体受累部位，可以每日外涂 2 次弱效或中效的糖皮质激素，连用 2 ~ 3 周。间歇性 1 日 2 次外涂糖皮质激素（如只在周末使用）对维持长期缓解有益。外用糖皮质激素的同时可充分使用润肤剂。

注意：婴儿和儿童适当长期外用低或中等效价的糖皮质激素不会引起下丘脑 - 垂体 - 肾上腺轴抑制，但可能会出现局部副作用（如皮肤萎缩、肤色不均、毛细血管扩张、毛发增多等），但停用药物可恢复。外用糖皮质激素所致 ACD 也可能是治疗的一种并发症，如果怀疑该并发症，可通过斑贴试验进行评估以识别致病制剂以及患者可以耐受的其他皮质类固醇。

（王誉涵　李　倩　刘晓雁）

参考文献

1. 张学军，涂平. 皮肤病学 [M]. 北京：人民卫生出版社，2014.

2. 马琳. 儿童皮肤病学 [M]. 北京：人民卫生出版社，2014.

3. James G.Diaper. Dermatitis[M]//Schachner LA,Hansen RC.Pediatric Dermatology,4 th ed(volume two).London:Mosby,2011:878.

4. Abe T. Studies on skin surface barrier functions. Transepidermal water loss and skin surface lipids during childhood[J]. Chem Pharm Bull (Tokyo), 1978(26):1659.

5. de Jongh CM, Khrenova L, Verberk MM, et al. Loss-of-function polymorphisms in the filaggrin gene are associated with an increased susceptibility to chronic irritant contact

dermatitis: a case-control study[J]. Br J Dermatol,2008,159:621.

6. Seidenari S, Giusti G. Objective assessment of the skin of children affected by atopic dermatitis: a study of pH, capacitance and TEWL in eczematous and clinically uninvolved skin[J]. Acta Derm Venereol, 1995, 75:429.

7. Chamlin SL, Kao J, Frieden IJ, et al. Ceramide-dominant barrier repair lipids alleviate childhood atopic dermatitis: changes in barrier function provide a sensitive indicator of disease activity[J]. J Am Acad Dermatol, 2002, 47:198.

8. Orchard D, Weston WL. The importance of vehicle in pediatric topical therapy[J]. Pediatr Ann, 2001,30:208.

9. Weston WL, Weston JA, Kinoshita J, et al. Prevalence of positive epicutaneous tests among infants, children, and adolescents[J]. Pediatrics, 1986,78:1070.

10. Jacob SE, Steele T, Brod B, Crawford GH. Dispelling the myths behind pediatric patch testing-experience from our tertiary care patch testing centers[J]. Pediatr Dermatol, 2008,25:296.

11. Johnston GA, Exton LS, Mohd Mustapa MF. British Association of Dermatologists' guidelines for the management of contact dermatitis 2017[J].Br J Dermatol,2017,317-329.

12. Mortz CG, Lauritsen JM, Bindslev-Jensen C, et al. Prevalence of atopic dermatitis, asthma, allergic rhinitis, and hand and contact dermatitis in adolescents[J]. The Odense Adolescence Cohort Study on Atopic Diseases and Dermatitis. Br J Dermatol, 2001,144:523.

13. Admani S, Jacob SE. Allergic contact dermatitis in children: review of the past decade[J]. Curr Allergy Asthma Rep, 2014,14:421.

14. Ellison JA, Patel L, Ray DW, et al. Hypothalamic-pituitary-adrenal function and glucocorticoid sensitivity in atopic dermatitis[J]. Pediatrics, 2000,105:794.

15. Davis MD, el-Azhary RA, Farmer SA. Results of patch testing to a corticosteroid series: a retrospective review of 1188 patients during 6 years at Mayo Clinic[J]. J Am Acad Dermatol, 2007,56:921.

第 7 章

荨麻疹

荨麻疹（urticaria）是由于皮肤、粘膜小血管扩张及渗透性增加而出现的一种限局性水肿反应，是皮肤科最常见的疾病之一，可以单独发生，也可以是系统性疾病在皮肤的表现。临床特征为突然出现的大小不等的风团伴瘙痒，通常在 24 小时内消退，但新的皮损会反复出现，可同时伴有血管性水肿。依据发作时间，荨麻疹分为急性与慢性，病程在 6 周以内称为急性荨麻疹，病程持续 > 6 周者称为慢性荨麻疹，少数慢性荨麻疹患者也可表现为间歇性发作。

【流行病学】

荨麻疹发病率较高，大约 15% ~ 20% 的成年人一生中至少发作过一次。儿童荨麻疹的流行病学资料比较少，有文献显示儿童总发病率约为 3% ~ 6%，其中慢性荨麻疹约占 0.3%。儿童急性荨麻疹比慢性荨麻疹更为常见。

【病因学】

荨麻疹病因复杂，部分急性荨麻疹可找到病因，但慢性荨麻疹的病因有时难以明确。

荨麻疹的病因分为外源性和内源性。外源性因素多为暂时性，常见的有食物、食物添加剂、药物、物理刺激、植入物及运动等；内源性因素多为持续性，常见的有慢性感染、系统性疾病、肥大细胞对 IgE 高度敏感性、劳累、精神紧张、情绪波动及内分泌改变等。

儿童急性荨麻疹大多数与感染相关，主要是上呼吸道感染，部分为胃肠道和尿路感染。病原体以病毒（腺病毒、肠道病毒、轮状病毒）和细菌（链球菌、肺炎支原体）最为常见。儿童慢性荨麻疹病因复杂，多数情况下难以明确。有些为自身反应性，与体内自身产生的一些功能性 IgG 或 IgE 抗体有关；约 10% 左右为物理刺激所致；少数可能与病毒（如 EBV）、细菌（幽门螺杆菌、链球菌、葡萄球菌等）、原虫及蠕虫等感染有关。

药物可以是儿童荨麻疹的诱发因素之一，以青霉素、头孢、磺胺、血清、疫苗等最为常见，近些年来中药导致的过敏反应在不断增多，临床上应予以重视。阿司匹林作为肥大细胞释放剂可直接导致儿童出现急性或慢性荨麻疹，也可以是慢性荨麻疹的加重因素之一。

食物并不是儿童荨麻疹的常见因素，尤其是慢性荨麻疹，极少与食物有关。但食物诱导的荨麻疹，如果患儿同时出现消化道症状，尤其是出现气道受累时，可以出现窒息，导致患儿死亡，应视为严重过敏反应，必须引起高度重视。

【 发病机制 】

荨麻疹的发病机制较为复杂，至今尚不完全清楚，可能涉及感染、超敏反应、假性超敏反应和自身反应性等。其中肥大细胞活化并脱颗粒，释放组胺、白三烯和前列腺素等炎症介质，导致真皮水肿是荨麻疹发病的中心环节。诱导肥大细胞活化并脱颗粒的机制包括免疫性、非免疫性和特发性。免疫性包括 IgE 介导和补体系统介导，非免疫性可直接由肥大细胞释放剂引起或由于花生四烯酸代谢障碍所致。还有少数荨麻疹患者目前尚无法阐明其发病机制，甚至可能不依赖于肥大细胞活化。

【 临床表现 】

▍一、典型临床表现：

荨麻疹临床表现为风团、血管性水肿，或两者同时出现。

风团包括三个典型表现：①中央肿胀，大小不等，外周几乎总存在一圈反应性红斑；②多为瘙痒，少数为烧灼感；③起病短暂，风团持续数分钟至数小时（不超过 24 小时）后可自行消退，消退后不留痕迹，但会反复出现。图 7-1A 示典型的风团，中心呈水肿性，扁平高起，大小不等，形态不规则，周围可见反应性红斑。

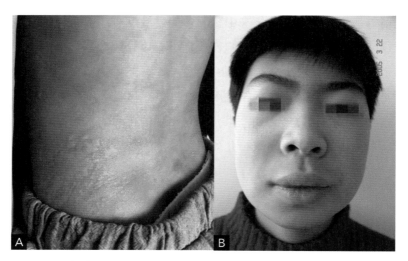

图 7-1　（A）荨麻疹患儿典型的风团表现。（B）典型的血管性水肿。

血管性水肿典型表现：①突然出现的真皮深层及皮下组织肿胀，红色或皮肤色，并常累及黏膜下；②有时表现为疼痛而非瘙痒，持续时间比风团长，可以长达 72 小时。图 7-1B 示患儿眼睑及唇部的血管性水肿。

有些儿童的急性荨麻疹可能由食物诱发。食物诱导的荨麻疹一般不伴有发热症状，并且多在食入过敏食物 2 小时内发生，快者可在数分钟内出现反应。需要注意的是，食物过敏除了可以累及皮肤出现荨麻疹损害，有时还会累及消化道，患儿会出现恶心、呕吐、腹痛和腹泻等症状，严重者还会累及气道，表现为咽部堵塞、气促、胸闷、呼吸困难等，严重的支气管痉挛和喉头水肿可以出现窒息，导致患儿死亡。

二、分类

按照发病模式、结合临床表现，可将荨麻疹进行临床分类。根据中国荨麻疹指南（2018 版），首先将荨麻疹分为自发性荨麻疹和诱导性荨麻疹，前者根据病程是否超过 6 周进一步分为急性自发性荨麻疹和慢性自发性荨麻疹，后者进一步分为物理性荨麻疹和非物理性荨麻疹。物理性荨麻疹包括人工荨麻疹（即皮肤划痕症，指机械切力后 1 ~ 5min 内局部形成条状风团）、冷接触性荨麻疹（遇到冷的固体、液体、空气等在接触部位形成风团）、延迟压力性荨麻疹（垂直受压后 30min ~ 24h 局部形成红斑样深在性水肿，可持续数天）、热接触性荨麻疹（皮肤局部受热后形成风团）、日光性荨麻疹（暴露于紫外线或可见光后诱发风团）、振动性血管性水肿（指皮肤被振动刺激后数分钟内出现局限红斑和水肿）以及胆碱能性荨麻疹（皮肤受产热刺激如运动、进食辛辣食物、情绪激动时诱发直径 2 ~ 3mm 风团，周边有红晕）；非物理性荨麻疹包括水源性荨麻疹（接触水后诱发风团）和接触性荨麻疹（皮肤接触一定物质后发生瘙痒、红斑或风团）。

欧洲荨麻疹的分类与国内略有不同，根据 EAACI/GA2LEN/EDF/WAO2018 年的荨麻疹指南，首先按病程是否超过 6 周分为急性荨麻疹和慢性荨麻疹，慢性荨麻疹进一步分为慢性自发性荨麻疹和诱导性荨麻疹。慢性自发性荨麻疹指自发出现的风团、水肿或两者同时出现，病程超过 6 周，由已知或未知原因导致。诱导性荨麻疹包括皮肤划痕症、寒冷性荨麻疹、延迟压力性荨麻疹、日光性荨麻疹、热性荨麻疹、震动性血管性水肿、胆碱能性荨麻疹、接触性荨麻疹以及水源性荨麻疹。

三、评估

依据荨麻疹的两个核心症状体征（瘙痒和风团）来评估患者病情严重性和对治疗的反应情况（表 7-1），每日对核心症状进行荨麻疹活动度评分（urticaria activity score，UAS）评分（0 ~ 6 分），将一周 7 天的评分之和作为 UAS7 总分（最高 42 分）。该方法常应用于临床观察研究。

表 7-1　荨麻疹活动度评分（UAS7）

评分	风团	瘙痒
0	无	无
1	轻度(<20 个风团 /24h)	轻度(有瘙痒、但不引起患者的烦恼)
2	中度(20 ~ 50 个风团 /24h)	中度(引起患者烦恼、但尚未影响患者的日常活动或睡眠)
3	重度(>50 个风团 /24h 或者大片融合的风团)	重度(影响患者的日常活动或睡眠)

【诊断】

荨麻疹的诊断主要依靠临床表现，而非实验室检查。通常荨麻疹诊断容易，但确定病因较为困难。

一、病史和体检

应详尽地采集病史和全面体检，包括可能的诱发和缓解因素、病程、发作频率、皮损持续时间、昼夜发作规律、风团大小、数目、风团形状及分布、是否合并血管性水肿、是否伴随瘙痒或疼痛及程度、消退后是否有色素沉着。除此之外还要询问既往史，如过敏史、感染病史或内脏疾病史、外伤史、手术史、用药史、心理及精神状况、月经史、生活习惯、环境以及既往的治疗反应等。

采集病史时，建议问患者或家长如下 23 个问题：

1. 发病时间

2. 发作频率和持续时间，有无加重因素

3. 日间变化

4. 与周末、假日和旅游的相关性

5. 风团形状、大小和分布

6. 伴随症状（疼痛、瘙痒等）

7. 是否伴有血管性水肿

8. 有无荨麻疹和特应性家族史

9. 过敏、感染、系统疾病等病史

10. 有无心理和精神疾病

11. 有无外科植入物史或手术中不良事件，如局麻后

12. 有无胃肠道疾病

13. 有无物理因素或运动诱导

14. 口服药（如非甾体抗炎药）、注射、疫苗接种、激素、泻药、栓剂、鼻或眼滴剂和其他治疗等

15. 与食物相关性

16. 与月经周期关系

17. 吸烟史（特别是含有香料的烟草或大麻）

18. 工作性质

19. 兴趣爱好

20. 是否有压力

21. 荨麻疹相关生活质量和对情绪的影响

22. 既往治疗及对治疗的反应

23. 之前的诊断流程 / 结果

二、实验室检查

1. **急性荨麻疹** 急性荨麻疹和慢性自发性荨麻疹急性发作者，需详细询问病史，了解有无过敏因素；对考虑感染因素引起者，需进行血常规和C-反应蛋白检查，以进行有效的对因治疗。

2. **慢性自发性荨麻疹** 对于慢性患者如病情严重、病程较长或对常规剂量的抗组胺药治疗反应差者，可依据病史进行相关检查，比如怀疑与食物过敏有关，可查血清 sIgE 抗体，必要时可进行口服食物激发试验以确诊。怀疑与系统性疾病有关，可查肝肾功能、免疫球蛋白、红细胞沉降率、补体和自身抗体等。怀疑与幽门螺旋杆菌、EBV、链球菌、原虫和蠕虫等慢性感染有关，可做病原体相关检查。

慢性荨麻疹的实验室检查必须基于患儿的病史和临床特征，不建议做任何形式的全面筛查。

3. **诱导性荨麻疹** 可依据怀疑的因素做相关的皮肤激发试验：人工荨麻疹行人工划痕试验；冷接触性荨麻疹行贴冰试验；延迟压力性荨麻疹行压力试验（$0.2 \sim 0.5 \text{kg/cm}^2$，$10 \sim 20$ 分钟）；热接触性荨麻疹行热激发试验；日光性荨麻疹行紫外光和各种波长的可见光诱导试验；震动性血管性水肿可采用振荡器 Vortex 进行震动试验；胆碱能性荨麻疹行运动和热水浴诱发试验；水源性荨麻疹采用与体温相同的湿布接触皮肤 20 分钟；接触性荨麻疹行斑贴等激发试验。若上述方法可诱发风团出现，则可诊断相应类型的诱导性荨麻疹。

三、分类

荨麻疹诊断明确后，还应对疾病进行分类，有利于选择合适的治疗方法及评估预后。荨麻疹的分类见前。同一病人可以同时存在两种或两种以上类型的荨麻疹，如慢性自发性荨麻疹合并人工荨麻疹。延迟压力性荨麻疹可以同时存在震动性血管性水肿等。

【鉴别诊断】

根据中国荨麻疹指南（2018版），荨麻疹最主要的鉴别诊断为荨麻疹性血管炎，可通过病史及病理检查鉴别，后者通常风团持续24 h以上不消退，皮损恢复后留有色素沉着，病理提示有血管炎性改变。此外，还需鉴别临床表现为风团或血管性水肿的皮肤科其他疾病，如荨麻疹型药疹、血清病样反应、丘疹性荨麻疹、败血症、Still病、遗传性血管性水肿等。儿童的一些自身炎症性疾病也以表现为荨麻疹样皮损，需注意鉴别，尤其是合并周期性发热、浆膜炎、淋巴结肿大和关节炎的小婴儿。比如Cryopyrin蛋白相关周期性综合征（Cryopyrin-associated periodic syndrome，CAPS；表现为荨麻疹样皮疹、反复发热、关节痛或关节炎、眼炎、乏力和头痛），包括家族性冷自身炎症综合征（familial cold autoinflammatory syndrome，FCAS）、Muckle-Wells综合征（Muckle-Wells syndrome，MWS）、新生儿起病的多系统炎症性疾病（neonatal-onset multisystem inflammatory disease，NOMID）等，亦需排除Schnitzler综合征（表现为反复荨麻疹样皮疹，单克隆丙种球蛋白、反复发热、骨骼及肌肉疼痛、关节痛、淋巴结病）。

【治疗】

荨麻疹基本治疗原则是发现和清除潜在的病因和/或诱发因素，缓解症状；治疗目的是使症状完全缓解。

一、急性荨麻疹

1. **积极明确并祛除病因** 对于明确感染引起者应给予有效抗感染治疗，对于过敏引起者应避免接触过敏原。

2. **抗组胺药** 首选第二代非镇静类抗组胺药，如西替利嗪、氯雷他定和地氯雷他定等；儿童应用抗组胺药需注意年龄限制，按照目前我国的药品说明书，第二代抗组胺药中只有盐酸西替利嗪滴剂和地氯雷他定干混悬剂可应用于 1 岁以上儿童，大多数第二代抗组胺药的年龄限制在 2 岁以上。目前已有盐酸西替利嗪及氯雷他定可以分别应用于 6 个月及 1 岁以上婴幼儿的文献报道。第一代抗组胺药物，如氯苯那敏或苯海拉明，由于其说明书无明确年龄限定，充分评估风险后可使用，但应注意第一代抗组胺药物对儿童有潜在的中枢抑制作用，并且对儿童的认知能力有不良影响，故尽量不用于儿童，尤其要避免长期应用。新生儿和早产儿应用抗组胺药尚缺乏循证医学证据。

3. **糖皮质激素** 对于严重的泛发性荨麻疹或者合并头、面、手足严重水肿的患儿，可使用地塞米松 0.3 ~ 0.5mg/（kg·d）静滴或肌注（或相当剂量泼尼松口服），疗程 3 ~ 5 天，症状缓解后停用；或短期小剂量口服泼尼松。

4. **肾上腺素** 用于急性荨麻疹伴过敏性休克或喉头水肿者，需立即给予 1∶1 000 的肾上腺素 0.01mg/kg 肌内注射（或：体重 <30kg，0.15mg 肌内注射；体重 30 ~ 60kg，0.3mg 肌内注射；体重 >60kg，0.5mg 肌内注射）

二、慢性自发性荨麻疹

1. **患者教育** 使患者对本病的病因、发病机制及治疗方法的选择有详细了解。使其了解本病病因不明，病情反复发作，病程迁延，除极少数并发呼吸道或其他系统症状，绝大多数呈良性经过。

2. **病因治疗** 消除诱因或可疑病因有利于荨麻疹自然消退。治疗上根据中国荨麻疹指南（2018 版），主要从以下几方面考虑：①详细询问病史是发现可能病因或诱因的最重要方法；②对诱导性荨麻疹，避免相应刺激或诱发因素可改善临床症状，甚至自愈；③当怀疑药物诱导的荨麻疹，特别是非甾体抗炎药和血管紧张素转换酶抑制剂时，可考虑避免（包括化学结构相似的药物）或用其他药物替代；④临床上怀疑与各种感染和／或慢性炎症相关的慢性荨麻疹，在其他治疗抵抗或无效时可酌情考虑抗感染或控制炎症等治疗，部分患者可能会受益（如抗幽门螺杆菌的治疗对与幽门螺杆菌相关性胃炎有关联的荨麻疹有一定的疗效）；⑤对疑为与食物相关的荨麻疹患者，鼓励患者记食物日记，寻找可能的食物并加以避免，特别是一些天然食物成分或某些食品添加剂可引起非变态反应性荨麻疹；⑥对自体血清皮肤试验（autologus serum skin test，ASST）阳性或证实体内存在针对 FcεRIa 链或 IgE 自身抗体的患者，常规治疗无效且病情严重时可酌情考虑加用免疫抑制剂、自体血清注射治疗或血浆置换等。

3. **控制症状**　药物选择应遵循安全、有效和规律使用的原则，以提高患者生活质量为目的，并根据患者的病情和对治疗的反应制定并调整治疗方案。

（1）一线治疗：首选第二代非镇静类抗组胺药，治疗有效后逐渐减量，以达到有效控制风团发作为标准，以最小的剂量维持治疗。慢性荨麻疹疗程 ≥ 1 个月，必要时可延长至 3～6 个月或更长时间。

（2）二线治疗：对常规剂量使用 1～2 周后不能控制症状者，EAACI/GA2LEN/EDF/WAO 指南推荐可在患者知情同意的情况下增加 2～4 倍剂量。我国荨麻疹指南推荐可以增至 2～4 倍剂量，或者选择更换第二代抗组胺药的品种，或者采取联合用药的方法。联合用药可以两种第二代抗组胺药联合使用，提倡同类结构的药物联合使用，比如氯雷他定与地氯雷他定联合使用，以提高抗炎作用。如果联合第一代抗组胺药，可以早上服用第二代抗组胺药，睡前服用第一代抗组胺药，以降低不良反应，但应注意第一代抗组胺药对儿童中枢神经系统和认知能力的影响，权衡利弊后酌情使用。

（3）三线治疗：奥马珠单抗（omalizumab，为抗 IgE 单抗），该生物制剂治疗慢性自发性荨麻疹取得初步成效，但用于儿童临床证据尚不足。对于环孢素等三线治疗，目前支持儿童使用的证据非常稀缺。EAACI/GA2LEN/EDF/WAO 指南建议，若二线治疗 2～4 周后症状仍持续，可考虑在二线治疗的基础上加用奥马珠单抗作为三线治疗、加用环孢 A 作为四线治疗，任何时候如果病情加重，可予短疗程（最多 10 天）口服激素治疗。我国指南的三线治疗药物则包括雷公藤多苷、环孢素、糖皮质激素和生物制剂如奥马珠单抗等。

三、诱导性荨麻疹的治疗

去除病因有利于诱导性荨麻疹的自然消退。若病因无法去除，对常规的抗组胺药治疗无效的情况下，我国荨麻疹指南（2018 版）建议选择一些特殊的治疗方法：

1. **人工荨麻疹**　①减少搔抓；②联合酮替芬（1mg，每日 1 ~ 2 次）；③窄谱 UVB、UVA1 或 PUVA。

2. **冷接触性荨麻疹**　①联合赛庚啶（2mg，每日 3 次）；②联合多塞平（25mg，每日 2 次）；③冷水适应性脱敏。

3. **胆碱能性荨麻疹**　①联合达那唑（0.6g/d），初期可按每日 2 ~ 3 次，每次 0.2 ~ 0.3g 口服，以后逐渐减为 0.2 ~ 0.3g/d；②联合酮替芬（1mg，每日 1 ~ 2 次）；③逐渐增加水温和运动量；④汗液脱敏治疗。

4. **延迟压力性荨麻疹**　通常抗组胺药无效，可选择：①联合孟鲁司特（每日 10mg）②糖皮质激素，如泼尼松 30 ~ 40mg；③难治患者科选择氨苯砜，每日 50mg 口服；④柳氮磺胺吡啶，2 ~ 3g/d 口服。

5. **日光性荨麻疹**　①羟氯喹，每次 0.2g，每日 2 次；② UVA 或 UVB 脱敏治疗；③阿法诺肽（afamelanotide）16mg 皮下单次注射。

四、中医药

对于荨麻疹有一定疗效，但需要注意辨证施治。

（邢　嬡　王　珊）

参考文献

1. 中华医学会皮肤性病学分会荨麻疹研究中心 . 中国荨麻疹诊疗指南（2018 版）[J]. 中华皮肤科杂志 ,2019,52(1):1-5.

2. 钟华, 郝飞. 荨麻疹的病理生理与临床［J］. 中华皮肤科杂志,2007,40(10):652.

3. 马琳. 儿童皮肤病学 [M]. 人民卫生出版社 , 2014.

4. Zuberbier T, Aberer W, Asero R, et al. The EAACI/GA2LEN/EDF/WAO guideline for the definition, classification, diagnosis and management of urticaria[J]. Allergy, 2018, 73(7): 1393-1414.

5. Bernstein J A, Lang D M, Khan D A, et al. The diagnosis and management of acute and chronic urticaria: 2014 update[J]. Journal of Allergy & Clinical Immunology, 2014, 133(5):1270.

6. Hee C S, Sung B H. Approaches to the diagnosis and management of chronic urticaria in children[J]. Korean Journal of Pediatrics, 2015, 58(5):159.

7. Zuberbier T, Asero R,Bindslev-Jensen C, et al. EAACI/GA（2）LEN/EDF/WAOguideline: definition, classification and diagnosis of urticaria［J］. Allergy, 2009, 64(10): 1417.

8. Chung S D, Wang K H, Tsai M C, et al. Hyperlipidemia Is Associated with Chronic Urticaria: A Population-Based Study[J]. PLoS One,2016,11(3):e150304.

9. Simons FE, Silas P, Portnoy JM, et al.Safety of cetirizine in infants 6 to 11 months of age: a randomized, double-blind, placebo-controlled study[J].J Allergy ClinImmunol. 2003 Jun;111(6):1244-1248.

10. Grimfeld A1, Holgate ST, Canonica GW, et al. Prophylactic management of children at risk for recurrent upper respiratory infections: the Preventia I Study[J]. Clin Exp Allergy. 2004 Nov;34(11):1665-1672.

第 **8** 章

食物过敏反应

　　食物过敏是指某种或（几种）食物进入人体后，对机体致敏，再次进入时机体对之产生的异常的由免疫球蛋白 IgE 介导和 / 或非 IgE 介导的可重复出现的免疫反应，导致机体生理功能的紊乱和 / 或组织损伤，进而引发消化系统、呼吸系统、皮肤及全身症状。

　　目前尚缺乏儿童食物过敏（food allergy，FA）的流行病学资料，但多数学者儿童 FA 比成人常见，学龄前儿童，特别是婴幼儿更容易发生食物过敏，婴幼儿 FA 的发病率（5%～8%）高于成人（1%～2%）。日本一项多中心研究显示新生儿牛奶蛋白过敏的发病率为 0.21%，其中体重小于 1 000g 的早产儿发病率达 0.35%。0～12 个月婴儿食物过敏的患病率为 5.6%～13.1%。美国的一项报道指出，2.27%～2.5% 的儿童 FA 发生在 2 岁之内。1 岁以内婴儿仅牛奶过敏发病率就为 2.0%～7.5%。美国最近的一项流行病学调查发现，5 岁以下儿童 FA 患病率为 5%，青少年和成人患病率为 4%；澳大利亚儿童食物过敏总体发病率为 3.2%，牛奶过敏为 2.0%，鸡蛋过敏为 3.2%，花生过敏为 1.9%。国内有研究显示 0～24 个月的儿童的患病率约 5.2%，0～12 个月婴儿的患病率为 6.1%，其中 4～6 个月为食物过敏的高发年龄段。所以，有人认为 FA 是"过敏历程（atopic march）"中的第一步。

　　食物诱发儿童过敏的途径有胃肠道摄入、呼吸道吸入、皮肤接触等。这种反应轻重不一，严重的可导致死亡。任何食物都可诱发免疫反应，引起免疫反应的食物抗原被称为"食物变应原"，也就是人们常说的"过敏原"。几乎所有食物过敏原都是蛋白质，并且蛋白质分子量越大，越容易引起过敏。

　　能引起食物过敏的最主要的抗原据报道有 170 余种，但 90% 以上的食物过敏是由以下几种食物引起：牛奶、鸡蛋、花生、坚果、有壳海鲜、大豆、小麦等。

　　不同食物的过敏原强度不同，同种食物的过敏原强弱存在易感者年龄及地区、种族的差异。在欧洲，花生是最常见的过敏原。在我国，引起过敏的最常见的食物有牛奶、鸡蛋、鱼、虾、花生、小麦、大豆、某些水果等。

【发病机制】

食物过敏可分为 IgE 介导、非 IgE 介导、IgE 和非 IgE 混合介导三类。

病因与遗传因素和环境因素密切相关。口服免疫耐受（oral tolerance，OT）建立的不完善、肠道菌群紊乱、肠道黏膜机械屏障的损伤、食物抗原的跨上皮运输、嗜酸细胞在肠道内的聚集以及食物抗原对胃肠道动力的影响充当了重要角色。

IgE 介导的食物过敏 主要指临床最常见的 I 型变态反应。发生过程主要包含致敏期、发生于数分钟到 2 小时内的早期反应和接触过敏原后 2 ~ 48 小时甚至更长的迟发相反应。与新合成前列腺素 D_2（PGD_2）、白三烯（LT）、肝素、血小板活化因子（PAF）及细胞因子相关。迟发相反应早期引起黏膜渗出，长期反复发作造成组织损伤和增生性炎症。其特点：发生较快，往往在摄入食物后数分钟内发生；机制明确，有确诊的方法；容易发生严重过敏症。常见的此类致敏食物有：花生、鸡蛋、牛奶、大豆。剂量依赖性较弱。

非 IgE 介导的食物过敏 目前机制不明，细胞介导的免疫反应可能充当了主要角色。其特点为：发生较慢，摄入食物后数小时甚至数天内发生，机制尚不明确，回避食物和再激发以及斑贴实验有助于诊断。常见的此类致敏食物有：牛奶、鸡蛋、大豆、小麦。剂量依赖性较强。

【诊断】

一、临床表现与分类

食物过敏引起的多系统器官的症状见表 8-1。

表 8-1　食物过敏引起的症状

靶器官	速发症状	迟发症状
皮肤	红斑、瘙痒、荨麻疹、麻疹样皮疹、血管性水肿	红斑、颜面潮红、瘙痒、麻疹样皮疹、血管性水肿、湿疹样皮疹

续表

靶器官	速发症状	迟发症状
眼睛	瘙痒、结膜充血、流泪、眶周水肿	瘙痒、结膜充血、流泪、眶周水肿
上呼吸道	鼻塞、鼻痒、流涕、喷嚏、喉水肿、嘶哑、间断干咳	
下呼吸道	咳嗽、胸闷、呼吸困难、喘息、三凹征	咳嗽、呼吸困难和喘息
口腔	唇、舌、上颚血管性水肿、口腔瘙痒、舌肿胀	
胃肠道	恶心、腹部绞痛、返流、呕吐、腹泻	恶心、腹痛、返流、呕吐、腹泻、便血、易激惹和拒食伴有体重下降（幼儿）
心血管	心动过速（严重过敏反应时偶见心动过缓）、低血压、眩晕、晕厥、意识丧失	
其他	子宫收缩、心理上末日来临的感觉	

不同发病机制介导的食物过敏相关疾病分类如下：

1. **IgE 介导的食物过敏**　常见有急性荨麻疹、血管性水肿、接触性荨麻疹、严重过敏反应、食物依赖运动诱发的严重过敏反应、花粉食物过敏综合征、过敏性鼻结膜炎、哮喘等。

2. **非 IgE 介导的食物过敏**　常见有食物蛋白诱导的肠病（food protein-induced enteropathy，FPIE）、食物蛋白诱导的小肠结肠炎综合征（food protein-induced enterocolitis syndrome，FPIES）、食物蛋白诱导的直肠结肠炎（food protein-induced proctocolitis，FPIP）、乳糜泻（celiac disease，CD）、过敏性接触性皮炎、Heiner 综合症。

3. **混合介导的食物过敏**　常见有特应性皮炎、嗜酸细胞性食管炎（eosinophilic esophagitis，EE 或 EoE）、嗜酸细胞性胃肠炎（eosinophilic gastroenteritis，EG）。

功能性胃肠病与食物过敏的关系目前尚未明确。

二、病史

诊断时应收集详细的病史，寻找症状与摄入食物的关系。可以记录饮食日记，去除混杂因素。当出现以下情况时要考虑食物过敏的可能：

·摄入某种食物后出现严重过敏反应或上述一个系统或多个的症状，或再次摄入同一食物出现相同症状。

三、过敏原检测

过敏原检测可用于诊断 IgE 介导的食物过敏。

1. **皮肤点刺试验**（skin prick tests，SPT） 是检测吸入过敏原和食物过敏原的最佳方法之一，是 IgE 介导的 I 型过敏性疾病诊断的基本方法。可以通过商业性食物过敏原提取物进行，也可以使用新鲜的食物进行点刺试验。

2. **血清特异性 IgE 检测**（allergen-specific IgE） 升高显示患者的特应性状况，并为最终的临床显著性过敏性疾病作出提示。血清中过敏原特异性 IgE 是一个致敏标志，也是 IgE 介导的过敏反应发展的前提，20% 以上具有过敏原特异性血清 IgE 的个体是无症状的，只要它不结合到效应细胞上的高亲和受体，就不会出现症状。血清中特异性 IgE 的存在与否并不足以排除或证实过敏反应。

3. **食物特异性 IgG** 由于食物蛋白进入人体后有可能诱导机体产生食物特异性 IgG，故临床上不能以此检测作为诊断和筛查食物过敏的方法。

尽管 SPT 和血清特异性 IgE 均不能作为确诊食物过敏的指标，但它们在筛选过敏原、持续监测过敏状况中有重要意义。

4. **口服食物激发试验** 自 1976 年 Charles May 提出双盲安慰剂对照食物激发试验以来，口服食物激发试验一直被誉为食物过敏诊断的"金标准"。但是此后专家们发现开放性口服激发试验或者单盲安慰剂对照试验的结果在特定条件下同样可被接受，并且也同样被用作食物过敏诊断的一种重要方法。

（1）双盲安慰剂对照食物激发试验（double-blind，placebo-controlled food challenges，DBPCFC）：用食物模拟、混合食物、胶囊食物等方法将试验食物隐藏，分 2 次进行试验，分别含有试验食物和安慰剂。

（2）单盲食物激发试验（single-blind food challenges）：用食物模拟、混合食物、胶囊食物等方法将试验食物隐藏，进行 1 次试验，医生知道食物的种类，患者不清楚，且尝不出试验食物的味道，看不出试验食物的外观。

（3）开放性食物激发试验（open food challenges）：医生和患者都知道

试验时摄入食物种类。

婴幼儿一般不存在对食物的心理或精神上的喜好，多选择开放性食物激发试验。大儿童及成人可能会在激发试验的过程中出现主观和精神等症状，与过敏症状混淆，可以进行 DBPCFC 去除主观因素。无论任何年龄患者在开放性食物激发试验时出现主观症状或精神症状，都需要再进行 DBPCFC 来确诊。

该试验根据患儿的病史及过敏原检测选择可能过敏的食物。试验前需要对患者进行详细的评估，预估严重过敏反应的风险，准备抢救设备及药品。食物激发必须在受过专业训练的医务人员监护下进行，试验人员应能够快速识别不良反应的早期迹象并有足够的经验来解读各种可能在食物激发期间出现的临床迹象。食物激发试验是有风险的，试验前要对患者和监护人充分告知并签署知情同意书。

【鉴别诊断】

食物过敏可累及全身各系统，需要与感染性疾病、其他免疫性疾病相鉴别。比如：感染性腹泻往往有发热、反应差等感染征象；炎症性肠病多有生长发育障碍，免疫炎症性的改变，并且与食物的关联度不明显；吸入过敏原所致的哮喘有明显季节性、或特定环境中发作明显。

【治疗】

一、避食和食物替代

（一）避食

1. 食物导致的严重过敏反应患儿：严格避食。

2. 轻中度的食物过敏反应：低敏饮食。

（二）食物替代

婴幼儿常见的过敏食物为牛奶、鸡蛋，避食过敏食物可使患儿营养摄入出现问题。为保证患儿的正常生长发育需要营养替代食品,比如:牛奶蛋白过敏可以选择氨基酸奶粉或深度水解奶粉喂养;鸡蛋过敏可以适当增加肉类和豆类的摄入。

二、食物过敏导致的疾病治疗

(一)食物所致严重过敏反应的治疗,详见严重过敏反应章节。

(二)积极治疗食物过敏所致的各系统疾病,过敏性鼻炎、过敏性哮喘、过敏性皮炎、荨麻疹等见各相关章节。

(三)食物过敏相关消化道疾病的管理原则

①回避饮食:过敏原明确时,进行回避或采用加热或者消化酶处理,减轻过敏原性;过敏原不明确,可以短期采用限制性食物疗法。牛奶蛋白过敏的婴儿除回避外还需要进行特殊配方奶粉替代治疗;不推荐以其他动物奶(水牛、山羊、马、猴、驴)来源的奶粉作为牛奶蛋白过敏患儿的代用品。不推荐大豆基质配方作为 6 个月以下牛奶蛋白过敏患儿的代用品。②必要时给予相应药物治疗。③监测患儿营养状态和生长发育状况,母乳喂养的患儿需要评估母亲营养状态。④注意各种营养素的补充,如维生素 A、D、E 的补充。

口腔过敏综合征 回避过敏食物是最主要的治疗手段,将水果或蔬菜煮熟或者削皮再吃,也可以避免此类现象发生。6 个月以上症状较重患儿可以给予西替利嗪等药物治疗。

严重过敏反应 回避过敏食物,肾上腺素为一线用药,肌注,5～10min 可重复使用。具体剂量如下:6 个月～6 岁,0.15mg(0.15ml,1:1 000);6 岁～12 岁,0.3mg(0.3ml,1:1 000); > 12 岁,0.5mg。此外也可用白三烯受体调节剂、肥大细胞膜稳定剂、抗组胺药等药物治疗。如果是牛奶蛋白过敏,用氨基酸配方粉(Amino acid formula,AAF)喂养。详见严重过敏反应章节。

食物蛋白诱导的肠病 回避牛奶、大豆、鸡蛋、鱼、鸡和米等过敏食物,对症处理,牛奶蛋白过敏的患儿可给予 AAF 营养替代治疗,喂养 6 个月或者直至患儿 9～12 月龄。

食物蛋白诱导的小肠结肠炎综合征 ①回避饮食：牛奶蛋白、鸡蛋、大豆、南瓜、豆类蔬菜、燕麦、米、大麦、马铃薯、鱼、鸡、火鸡等引起过敏的食物，牛奶蛋白过敏的患儿可给予深度水解蛋白配方粉（extensively hydrolysed formula，eHF）或 AAF（病情重度）喂养，喂养 6 个月或者至患儿 9～12 月龄。②对症处理：对较重的急性发作的患儿给予补充水和电解质，纠正低血量性休克。

食物蛋白诱导的直肠结肠炎 ①回避饮食：豆类、鱼、鸡蛋、小麦、牛奶等食物。对于确诊牛奶蛋白过敏的婴儿，人工喂养者回避牛奶蛋白及奶制品，给予 eHF（腹泻为主要表现的给予无乳糖配方，无腹泻患儿可给予含乳糖配方）或者 AAF（病情重度）喂养，喂养 6 个月或者至患儿 9～12 月龄。母乳喂养的患儿，母亲继续哺乳，至少哺乳至 6 月龄，母亲回避牛奶蛋白及奶制品饮食。②以下情况，考虑暂停母乳，改为 AAF 喂养：尽管母亲饮食回避，患儿症状持续存在且很严重；患儿生长迟缓和其他营养缺乏；母亲饮食回避导致自身严重体重减少和影响健康；母亲无法应对心理负担。

嗜酸细胞性食管炎 ①如果已明确引起过敏的食物，可有针对性进行回避，如果未明确引起过敏的食物，可经验性地回避常见过敏食物；牛奶蛋白过敏给予 AAF 治疗。②局部激素应用：吞咽激素类药物（吞咽氟替卡松，口服布地奈德混悬液）。氟替卡松典型疗法的剂量：儿童 88～440μg，2～4 次/日。布地奈德的常用剂量：＜10 岁儿童为每天 1mg，＞10 岁则为每天 2mg，无效可增加至 2.8～4.0mg。局部激素无效可全身应用激素。出现食管狭窄时，行食管扩张术。

嗜酸细胞性胃肠炎 ①回避过敏性食物；②肾上腺皮质激素有良好的治疗效果，泼尼松每日 0.5～1mg/kg，应用 2 周，见效后逐渐减量，维持 2～4 周。长期应用激素疗效不明显的患者可加用酮替芬，每日 0.5～1mg 口服，每日 1～2 次。孟鲁司特钠可以与皮质激素合用，每日口服 4mg，每日 1 次。免疫抑制剂硫唑嘌呤 1～2.5mg/（kg·d）口服。抑酸治疗有助于改善症状。对一些局限性浸润及有并发症的患儿，可以考虑手术治疗。

乳糜泻 ①饮食治疗：避免食用含麦胶饮食（如各种麦类），如将面粉中的面筋去掉，剩余的淀粉可食用。原则上以高蛋白、高热量、低脂肪、无刺激性易消化的饮食为主。②对症治疗及支持疗法：补充各种维生素，包括A、B族、C、D、K及叶酸。纠正水电解质平衡失调，必要时可输人体白蛋白或输血。③应用肾上腺皮质激素：危重病例可静脉滴注ACTH，或可口服泼尼松或泼尼松龙。无效者可用环孢素，有时能改善小肠吸收功能，缓解临床症状，但停药后常复发

其他治疗 ①对于腹泻患者可以给予肠道黏膜保护剂治疗。对于合并湿疹患儿给于局部保湿、润肤、外用激素及免疫抑制剂治疗。②益生菌及益生元治疗：目前对过敏性疾病疗效仍不明确。③免疫治疗：口服免疫治疗、舌下含服免疫治疗、单克隆抗体治疗等仍需要进一步研究其在食物过敏患儿的临床应用效果。

【预防】

关于食物过敏预防的问题，现有研究和资料显示，母乳喂养、低敏配方、补充益生菌和益生元、维生素D、其他功能性食物等预防的作用尚不明确，还需要更多研究证实。

【管理与患者教育】

食物过敏对患儿及其家庭、社会均会造成影响。通过对食物过敏患儿及家长的教育与管理，建立良好医患关系，有助于疾病恢复。包括：①建立专科门诊，建立疾病档案进行管理；②进行营养风险筛查评估以及干预；③建立随访机制和家长宣教平台。

（李在玲　周　薇）

参考文献

1. Sicherer SH, Sampson HA. Food allergy: Epidemiology, pathogenesis, diagnosis, and treatment[J]. J Allergy Clin Immunol, 2014,133(2):291-307.

2. Caubet JC, Szajewska H, Shamir R, et al. Non-IgE-mediated gastrointestinal food allergies in children[J]. Pediatr Allergy Immunol,2017,28(1):6-17.

3. Meyer R, Fleming C, Dominguez-Ortega G, et al. Manifestations of food protein induced gastrointestinal allergies presenting to a single tertiary paediatric gastroenterology unit[J]. World Allergy Organ J,2013,6(1):13. doi: 10.1186/1939-4551-6-13.(PMID:23919257).

4. Ivković-Jureković I. Oral Allergy Syndrome In Children [J].Int Dent J, 2015 ,65(3):164-8. doi: 10.1111/idj.12164. (PMID:25819922).

5. Simons FE, Ebisawa M, Sanchez-Borges M, et al. 2015 update of the evidence base: World Allergy Organization anaphylaxis guidelines[J]. World Allergy Organ J,2015,8(1):32. doi: 10.1186/s40413-015-0080-1. (PMID:26525001).

6. Nowak-We A, Katz Y, Mehr Sam S,et al. Non–IgE-mediated gastrointestinal food allergy[J]. J Allergy Clin Immunol,2015,135(5):1114-24. doi: 10.1016/j.jaci.2015.03.025. (PMID:25956013).

7. Comberiati1 P, Cipriani F, Schwarz A. Diagnosis and treatment of pediatric food allergy:an update[J]. Italian Journal of Pediatrics, 2015,2:19-41. doi: 10.1186/s13052-014-0108-0. (PMID:25880827).

8. Lifschitz C& Szajewska H. Cow's milk allergy: evidence-based diagnosis and management for the practitioner[J]. Eur J Pediatr,2015,174(2):141–150.doi: 10.1097/MPG. 0000000000000949. (PMID:26308317).

9. Fiocchi A, Pawankar R, Cuello-Garcia C，etal.World Allergy Organization-McMaster University Guidelines for Allergic Disease Prevention (GLAD-P): Probiotics[J]. World Allergy Organization Journal, 2015,27(8):1-4. doi: 10.1186/s40413-015-0055-2. (PMID:25628773).

10. Cuello-Garcia1 C ,Fiocchi A, Pawankar R,et al.World Allergy Organization-McMaster University Guidelines for Allergic Disease Prevention (GLAD-P): Prebiotics[J]. World Allergy Organization Journal, 2016,28(7)1-10. doi: 10.1186/s40413-016-0102-7. (PMID:26962387).

11. Yanagida N, Sato S, Asaumi T, et al. Safety and Efficacy of Low-Dose Oral Immunotherapy for Hen's Egg Allergy in Children[J]. Int Arch Allergy Immunol, 2016;171(3-4):265-268. doi: 10.1159/000454807. (PMID :28049193).

12. Boyce JA, Assa'ad A, Burks AW, etal.Guidelines for the Diagnosis and Management of Food Allergy in the United States: Report of the NIAID-Sponsored Expert Panel[J]. J Allergy Clin Immunol, 2010,126：S1-S58.

13. Agache L. EAACI White Paper[EB/OL]. [2020-3-3] https://www.eaaci.org/resources-list/resources/4341-eaaci-white-paper-2.html.

14. Brough HA, Santos AF, Makinson K, et al. Peanut protein in household dust is related to household peanut consumption and is biologically active[J]. *J Allergy Clin Immunol*, 2013;132:630-638.

15. Roduit C, Frei R, Depner M, et al. Increased food diversity in the first year of life is inversely associated with allergic diseases[J]. *J Allergy Clin Immunol*, 2014;133:1056-1064.

16. A. Wesley Burks, Mimi Tang, Scott Sicherer ,et al. ICON: Food allergy[J]. J Allergy Clin Immunol，2012, 129：906-920.

第 **9** 章

药物过敏反应

药物过敏反应（drug allergy）是药物正常剂量应用于人体出现不可预测的、与用药物剂量无关的药物不良反应，是由免疫介导的药物超敏反应（drug hypersensitivity reactions，DHR）。所有人群中有超过 7% 的人受到 DHR 的影响，是一个重要的公众健康问题。

【流行病学】

临床数据显示由 IgE 或 T 细胞介导的药物超敏反应中，在药物不良反应中占 6%～10%，儿童的发病率低于成人。可能的原因为儿童暴露于药物的程度和时间均低于成人。一项来自美国的 meta 分析显示，药物不良反应的发生率为住院病人 15.1%，急诊病人 6.5%。药物超敏反应约占药物不良反应的 1/3。另一项关于儿童发病的综述和 meta 分析显示，药物不良反应在住院患儿占 9.5%，在门诊患儿中占 1.5%。随着年龄的增加，患儿对抗生素的过敏反应呈上升趋势。

【分类与发病机制】

由于药物种类众多，临床表现复杂以及很多机制尚不明确，因此目前药物过敏反应的分类是一项挑战。应用普遍认可的分类方式应该能够促进我们对比研究并能提高和验证目前的诊断技术。

一、药物不良反应分类

见表 9-1。

表 9-1　药物不良反应分类

可预期的不良反应（A 类）		不可预期的不良反应（B 类）	
反应种类	举例	反应种类	举例
药物过量	肝衰竭（对乙酰氨基酚）	药物不耐受	阿司匹林诱导的耳鸣

续表

可预期的不良反应（A 类）		不可预期的不良反应（B 类）	
副作用	恶心，头痛（甲基黄嘌呤）	特异体质（药物基因学）	葡萄糖 -6- 磷酸脱氢酶（G6PD）缺乏引起的溶血性贫血
继发效应	抗生素使用后的胃肠道细菌生长	过敏反应	青霉素引发的严重过敏反应
药物相互作用	红霉素使用后使茶碱 / 地高辛血药浓度水平增高	假性过敏反应	造影剂引起的类过敏反应

二、药物过敏反应分类

1. **根据发病的免疫机制** 分为Ⅰ型药物过敏反应、Ⅱ型药物过敏反应、Ⅲ型药物过敏反应、Ⅳ型药物过敏反应（表 9-2）。

表 9-2 药物过敏反应分类

分型	免疫反应类型	发病机制	临床症状	发病时间
Ⅰ型	IgE	肥大细胞和嗜碱性粒细胞脱颗粒	过敏性休克，血管性水肿，荨麻疹，支气管痉挛	用药后 1 ～ 6 小时
Ⅱ型	IgG 和补体	IgG 介导，激活补体	血细胞减少	诱发药物用后 5 ～ 15 天
Ⅲ型	IgM 或 IgG 和补体或 FcR	免疫复合物形成	血清病，荨麻疹，血管炎	血清病或荨麻疹 7 ～ 8 天；血管炎 7 ～ 21 天
Ⅳ a	Th1（IFNg）	单核细胞炎症	湿疹	5 ～ 21 天
Ⅳ b	Th2（IL-4 和 IL-5）	嗜酸性粒细胞炎症	多形红斑大疱性药疹	Steven-Jonson 综合征（SJS）2 ～ 6 周
Ⅳ c	细胞毒性 T 细胞（穿孔素，颗粒酶，凋亡相关因子配体）	CD4 或 CD8 T 细胞介导的角质细胞死亡	斑丘疹药疹大疱性药疹脓疱疹	固定性药疹 2 天；SJS 或中毒性表皮坏死松解症 7 ～ 21 天
Ⅳ d	T 细胞（IL-8/CXCL8）	中性粒细胞炎症	急性泛发性发疹性脓疱病	< 2 天

2. 根据用药后药物过敏反应的时间　分为速发型反应、迟发型反应。

（1）速发型药物过敏反应

主要临床表现：荨麻疹，血管性水肿，鼻炎，结膜炎，支气管痉挛，胃肠道的症状（恶心、呕吐、腹泻、腹痛），过敏反应，过敏性休克。

发生时间：一般在最后一次服药后 1 小时～6 小时内出现上述这些典型症状。典型临床表现是首次给予新药治疗过程中第一时间出现过敏症状。

发病机制是 IgE 介导的免疫反应机制。

（2）非速发型药物反应

主要临床表现：迟发型荨麻疹，斑丘疹，固定性药疹，脉管炎，表皮坏死，重症多形性红斑，伴嗜酸性粒细胞增多和系统症状的药疹，急性泛发性发疹性脓疱病，对称性药物相关性间擦部及屈侧皮疹；内脏器官可单独受损或者伴随着皮肤的症状，包括肝肾功能的损伤、肺炎、贫血、中性粒细胞减少症、血小板减少症。

发生时间：可在用药 1 小时后的任何时间出现症状。通常是在用药后数天发生过敏反应。

发生机制：这种反应与迟发型 T 淋巴细胞依赖性的变态反应机制密切相关。

药物超敏反应综合征（drug-induced hypersensitivity syndrome，DIHS）：是一种以急性广泛的皮损，伴有发热、淋巴结肿大、多脏器受累、嗜酸性粒细胞增多及出现异型淋巴细胞等血液学异常为特征的严重的全身型药物反应。目前认为 DIHS 是 T 细胞介导的、由药物及其毒性代谢产物引起的一种迟发型超敏反应。这种免疫系统的异常与代谢因素和病毒感染有关。

【临床表现】

药物过敏反应可表现为多系统多器官病变。这种病变有时单独发生，有时则两种或两种以上并发（表 9-3）。

表 9-3　药物过敏反应的临床表现

受累器官	临床表现
全身表现	全身过敏症(过敏性休克) 血清病样综合征:药物热、药物诱导的自身免疫病
皮肤表现	接触性皮炎 过敏性皮炎 药疹 - 各种药疹:剥脱性皮炎、表皮坏死松解型、重症多形性红斑型药疹(重症药疹)
胶原 - 血管病变	红斑性狼疮样综合征 结节性多动脉炎 结节性红斑 超敏性血管炎及其他血管病变
血液病变	血小板减少症 溶血性贫血、粒细胞缺乏症 嗜酸性粒细胞增多症
内脏器官病变	肝脏病变:肝细胞损伤、肝内胆汁淤积、肉芽肿(体液免疫和细胞免疫均参与)
肾脏损害	间质性肾炎 肾小球肾炎 肾病综合征
心脏病变	急性心肌炎
呼吸系统病变	支气管哮喘 变应性肺病 嗜酸性粒细胞肺浸润 间质性纤维化
关节病变	关节痛 关节炎 关节积液
神经系统病变	伴发于过敏性休克的脑病 多发性脊神经根炎 肢痛症及种痘后脊髓炎
淋巴结病变	淋巴结肿大等

【诊断】

药物过敏反应的诊断要建立在患者的病史和临床表现上，并尽可能结合体内试验和一些体外生物学检测。然而目前仅有少许临床生物学工具是完全得到验证并应用于临床的。

1. **病史**　详细了解病史，包括发生不良反应前和开始时的病史，既往是否用过同类药物、是否有过敏史或过敏原检测阳性，了解家族史有无过敏性疾病病史。

2. **临床表现**　典型的表现如血清病样反应、过敏休克、荨麻疹、血管性水肿、哮喘及接触性皮炎。多数病程有自限性，停用致敏药物则症状消退。选择抗组胺药物和糖皮质激素有较好的效果。

3. **速发型皮肤试验**　有助于诊断 IgE 介导的超敏反应，如青霉素和胰岛素过敏（表 9-4）。

表 9-4　速发型皮肤试验

常见药物	评价
抗生素	青霉素特点是有较好的阴性预测值 头孢菌素也可有较好的阴性预测值 其他抗生素阴性预测值未知
化疗药物	对于铂类皮肤试验有帮助
神经肌肉阻滞剂	皮肤试验对围术期严重过敏反应有帮助
生物制剂	对于某些单克隆抗体可能有帮助(奥玛珠单抗)
局部麻醉剂	无帮助
非甾体类抗炎药	无帮助
放射造影剂	
肾素血管紧张素转换酶抑制剂	无帮助

皮肤点刺试验因为其操作简单、快速、廉价和高度的特异性，临床上将其作为初期筛选方法。

皮内试验则用于当皮肤点刺试验结果为阴性时。相对于点刺试验，皮内试验增强了药物特异性 IgE 的敏感性。皮内试验对不同药物的敏感性和预测值有所不同，对 β- 内酰胺抗生素、神经肌肉阻滞剂、肝素等属于速发型 DHR 的有较好的敏感性和预测性。

4. **斑贴试验** 在敏感个体中，已致敏的抗原 - 特异性 T 淋巴细胞在整个机体中循环，当以非刺激性浓度的抗原接触正常皮肤时，这种淋巴细胞可再次引起迟发型超敏反应。此试验对于外用药引起的接触性皮炎及内用药引起的湿疹样皮疹，都有诊断价值（表 9-5）。

表 9-5　迟发皮肤反应药物过敏试验

皮疹特点	斑贴试验	点刺 / 皮内试验
斑丘疹样皮疹	可能有帮助	可能有帮助
湿疹	可能有帮助	可能有帮助
对称性药物相关屈侧间擦疹病（狒狒综合征，SDRIFE）	可能有帮助	
急性泛发性发疹性脓疱病	可能有帮助	
固定性药疹	可能有帮助（在剩余正常皮肤区域）	

5. **药物激发试验**（drug provocation test，DPT） 是诊断药物自身诱发 DHR 的"金标准"，可用于非甾体抗炎药、局麻药、抗生素皮肤试验阴性的时候。病史中提供了某些药物的阳性预测值，这样可以直接更换药物进行激发试验。但无论何时应首先用口服药物进行激发试验。

激发试验有一定的危险，要在最安全的医疗环境中进行：①经过训练的医疗人员：对试验充分了解，识别早期阳性反应，做好出现生命危险时治疗准备；②可使用的紧急抢救设备。DPT 阴性不能证明机体未来对试验药物的耐受性：虽然 β－内酰胺激发试验达到 94% ~ 98%，而非甾体抗炎药的阴性预测值则高达 96% 以上，DPT 阴性也不能证明机体未来对试验药物的耐受性。

6. **实验室诊断** 实验室检测对临床有很大的帮助，尤其对同时服用多种药物的患者以及临床上出现过严重的 DHR 和对 DPT 禁忌的患者。目前用于临床诊断的实验室检查项目有：①药物特异性 IgE 检测：如果特异性抗体检测阴性，不能完全排除过敏的可能性，但如出现阳性结果则对确定致敏性药物有很大帮助。②其他的实验室检查：如纤维类蛋白酶和组胺测定、药物特异性 IgG 和 IgM 抗体检测、遗传标记物的检测，也可帮助诊断。

【治疗】

一、及时停用致敏药物

停用可疑药物是最有效的诊断和治疗手段。并在以后一个相当长的时期应避免暴露于该药及与其有交叉反应的药物。

二、药物治疗

轻者口服抗组胺药物，重症者按严重过敏反应治疗。

三、警惕药物的潜在来源

微量青霉素可潜存于非一次性医用玻璃器皿中，也可潜存于牛奶中。对青霉素高度过敏者应提高警惕。

四、个体化的预防治疗

1. DHR 患者应有一个明确的、规律的、最新的慎用药物清单和一份可用的、替代致敏药物清单。

2. 当更换的药物与致敏药物属于同一类时，新药需要在医护人员监护下做 DPT。

3. 从医学和法医学的角度来看，临床医生有必要给每一位患者做调查问卷（了解患者药物过敏史）。

4. **预防措施** 提前预防用药（如，缓慢注射、提前应用糖皮质激素、

H1 受体阻滞剂），尤其对非过敏性鼻炎非常有效，而对特异性 IgE 依赖的过敏反应临床效果不显著。

五、药物脱敏治疗

1. **脱敏（desensitization）的目的**　让患者从对变应原高度敏感的状态转变为耐受的状态。适用于Ⅰ型变态反应导致的药物过敏。

2. **脱敏的机制**　通过给予小剂量的特异抗原，刺激病人机体产生一种属于 IgG 的封闭抗体，这种抗体与 IgE 抗体竞争抗原，从而减轻或避免变态反应的发生。临床上一些疾病特别需要某一些药物治疗而又无其他药物可以替代时，可以考虑采用药物脱敏疗法。

【结论】

临床中，药物过敏反应的诊断存在严峻的挑战，对任何一种药物过敏的诊断都需要严谨的态度。明确诊断需要结合临床病史、标准化皮肤测试、体外和激发试验。不推荐筛查无药物反应史的受试者。

（万伟琳）

参考文献

1. 魏庆宇, 李全生. 药物过敏国际共识（2014 版）解读. 医学与哲学 [J].2015，36(7B): 31-34.
2. Demoly P, Adkinson NF，Brockow K，et al. International Consensus on drug allergy[J]. Allergy,2014,69(4):42-437.
3. 胡亚美, 江载芳, 主编. 诸福棠实用儿科学 [M],7 版. 北京：人民卫生出版社 .2002:653.
4. M Rubio，P-J Bousquet, E Gomes，et al. Results of drug hypersensitivity evaluations in a large group of children and adults[J]. Clinical & Experimental Allergy, 42, 123–130.
5. Pichler W. Delayed Drug Hypersensitivity Reactions[J]. Ann Intern Med 2003; 139: 683-693.
6. 江载芳, 申昆玲, 主编. 诸福棠实用儿科学 [M],8 版. 北京：人民卫生出版社 .2015:729.
7. 曲政海, 高美华, 主编. 儿童变态反应病学 [M]. 北京：人民卫生出版社，2006:263-300.

8. Brockow K, Garvey LH, Aberer W, et al. Skin test concentrations for systemically administered drugs - an ENDA/EAACI Drug Allergy Interest Group position paper[J]. Allergy, 2013,68:702–712.

9. Solensky R, Khan D, Bernstein IL,et al. Drug allergy: An updated practice parameter[J]. Ann Allergy Asthma Immunol, 2010, 105: 259-273e78.

10. Barbaud A. Skin testing in delayed reactions to drugs[J]. Immunol Allergy Clin N Am, 2009, 29: 517-535.

第 **10** 章

严重过敏反应

严重过敏反应是一种得不到治疗可危及生命的疾病，为了帮助临床医生恰当地管理严重过敏反应，一些国家和世界过敏组织已经发布了指南。尽管有这些指南，但严重过敏反应的管理错误却很常见，并且可能是致命的。快速识别严重过敏反应是关键，肌内注射肾上腺素是急性严重过敏反应的首选药物。但是患儿通常被不恰当的管理，比如肾上腺素给药延迟、初始治疗药物不恰当。有研究显示 23% 死于严重过敏反应的患者直到心搏骤停后才被给予肾上腺素。对已经有过严重过敏反应的患儿而言，后续护理对于降低重复发生的风险十分重要。

【流行病学】

以欧洲为例，通过对大量研究的检索及分析得出，严重过敏反应的发病率在 0.01% ~ 0.6%，但存在研究间人群和方法的异质性，发病高峰在 0 ~ 4 岁年龄段。就英国来讲，发病率南部高于北部，城市大于乡村。且发病率有上升现象，由 1991 ~ 1992 年间每 10 万例出院患者中的 5.6 例，上升至 2001 年每 10 万例出院患者中的 7.9 例。估计美国严重过敏反应的发生率至少 1.6%。

影响严重过敏反应发病的因素：①既往严重过敏反应的病史，这是预测未来发生严重过敏反应的唯一已知可靠指标，但 25% 的成人和 65% 的儿童既往无严重过敏反应事件发生；②特应性体质：在严重过敏反应中很常见，但其是否具有额外风险证据不一；③社会经济因素：研究表明社会经济水平较高的人群发病风险增加；④性别：成人中，女性发病更常见；在儿童中，男童则较多；⑤地理因素：北部地区发病率较高，维生素 D 水平是否为潜在因素尚不清；⑥季节：在美国，发病高峰在 7 月 ~ 9 月，可能与昆虫叮咬有关。

总之，严重过敏反应的患病率正在增加，1999—2009 年每年增加 2.23%。严重过敏反应会潜在危及生命，但死亡的可能性较低，病死率为 0.25% ~ 0.33%，75 ~ 84 岁患者的病死率最高。医生需要保持警惕，并遵循治疗指南进一步减少严重过敏反应相关死亡。

【病因学和发病机制】

严重过敏反应大多数情况下是 IgE 介导的过敏反应。在机体首次接触过敏原后产生特异性 IgE 抗体，特异性 IgE 抗体与肥大细胞和嗜碱性粒细胞表面受体结合，当机体再次接触过敏原时，过敏原与特异性 IgE 抗体结合，引起肥大细胞和嗜碱性粒细胞活化，释放炎性介质，包括组胺、前列腺素、白三烯、类胰蛋白酶、血小板活化因子、细胞因子、趋化因子等，从而引起一系列临床症状，如血管渗漏、支气管痉挛、肠蠕动亢进、组织损伤等。组胺在严重过敏反应中起重要作用。

另有很多过敏反应没有免疫致敏，被称之为"假过敏反应"或"非过敏性过敏反应"。非过敏性过敏反应是 G 蛋白诱发的血管活性物质的直接释放，直接激活补体系统，通过激肽释放酶和激肽相互作用，花生四烯酸代谢、精神神经反馈机制的相互作用发挥作用。人们对上述机制的认识远远低于对 IgE 介导过敏反应的认识。

常见诱发因素：食物可占 33.2% ~ 56%，且报道发生率仍在增加，此外还有花生、树坚果、鱼和贝类；昆虫叮咬占 18.5%；药物诱发占 13.7%，其中包括 β- 内酰胺类抗菌药物和生物调节剂。

较少见的诱发因素包括：乳胶、免疫治疗、癌症化疗药物、清洁剂和环境过敏原；非免疫诱发因素包括运动、冷暴露、造影剂材料和阿片类药物，可占到 20%；另有特发性严重过敏反应，是指无明确的诱发因素，亦占到 20%。

【临床表现】

过敏反应主要表现在皮肤、呼吸系统、胃肠道和心血管系统，其特点是起病迅速、进展快，可在数分钟内加重，甚至导致死亡。临床症状可以同时发生，也可以顺序发生。有时以心血管症状为首发症状，而无前驱皮肤、呼吸系统表现。偶有患儿经过初始治疗后，在病程 6 ~ 24 小时内出现病情迁延或反复，或呈双相病程。

　　严重过敏反应可有轻微的前驱症状或皮肤表现，如手掌、脚掌或生殖器部位瘙痒或灼烧，金属味觉、恐惧、头痛或定向障碍。年幼儿童不能描述上述症状，而表现为烦躁不安。过敏反应皮肤黏膜表现为瘙痒、红斑、荨麻疹和血管性水肿，上述表现可出现在没有直接接触触发因素的部位。

　　上呼吸道的最初表现为舌或腭的灼烧、刺痛或瘙痒。查体可发现悬雍垂和舌的肿胀，临床表现为失声、吞咽困难伴流涎或吸气喘鸣。喉水肿可导致气道阻塞，在短时间内出现危及生命的缺氧。肺部表现为支气管痉挛和呼吸困难，特别是哮喘患儿更易出现。查体可闻及肺内哮鸣音，呼气相延长，呼吸频率增加。支气管阻塞是危及生命的首要原因，特别是在儿童和青少年。哮喘患儿的严重度分级直接与过敏反应的严重程度相关。同时患儿可出现不同程度的血管收缩，导致肺血管阻力增加，可出现肺水肿。

　　胃肠道症状表现为痉挛性腹痛、恶心、呕吐和腹泻。轻微的口腔症状或伴有呕吐的口周发红可能是儿童食物诱发的过敏反应唯一的症状。

　　心血管系统直接表现为心律失常、心动过缓或心肌梗死。还可出现低血压和心动过速。

　　中枢神经系统表现为烦躁不安、行为倒退、头痛、癫痫发作、意识丧失。儿童常见行为改变，表现为焦虑或攻击行为。年长儿、青春期儿童或成人可有"大难临头"的感觉。

　　致命性过敏反应的原因是由于气道阻塞和/或心血管系统功能异常，后者可以是直接心脏受累或微循环功能障碍导致的休克，罕见的原因是弥散性血管内凝血或肾上腺素过量。过敏反应症状见表10-1。

　　婴幼儿严重过敏反应的临床表现可能会有所不同，可表现为突然出现的2个以上器官、系统的症状和体征，包括荨麻疹、咳嗽、喘息、喘鸣、呕吐和心动过速等。在婴儿期的严重过敏反应中，呼吸系统受累比低血压或休克更常见，而休克的最初表现更多为心动过速而非低血压。

表 10-1　急诊严重过敏反应患儿临床表现[a]

	<2岁,n=191	2~5岁,n=171	6~11岁,n=150	12~18岁,n=145
器官系统受累				
皮肤	98(94~100)	95(90~99)	92(87~99)	87(78~96)
呼吸系统	59(47~71)	81(72~89)	70(56~83)	71(58~83)
胃肠道	56(44~67)	50(38~61)	59(45~72)	59(46~72)
心血管[b]	—[c]	—[c]	—[c]	12(4~20)
症状和体征				
荨麻疹	89(79~97)	78(69~88)	64(51~77)	59(46~72)
肿胀	53(41~65)	56(45~68)	44(30~57)	36(24~48)
恶心/呕吐[b]	53(41~65)	34(24~45)	29(17~42)	17(9~26)
呼吸困难/气促	37(26~48)	34(23~45)	39(27~52)	57(44~70)
喘息[b]	29(20~39)	55(43~66)	42(29~56)	23(13~32)
瘙痒[b]	19(10~29)	29(18~40)	54(40~67)	36(24~48)
喘鸣[b]	5(3~7)	10(2~18)	—[c]	—[c]
头晕/昏厥	0	0	—[c]	12(4~20)
腹痛/绞痛	0	—[c]	12(3~21)	—[c]
吞咽困难[b]	—[c]	18(8~29)	41(27~55)	48(35~61)
声哑	—[c]	12(4~19)	—[c]	13(3~22)
腹泻	—[c]	0	0	—[c]
精神状态改变	—[c]	—[c]	—[c]	0
血管性水肿	—[c]	—[c]	—[c]	—[c]
急诊出院诊断包含"严重过敏反应"[b]	6(3~9)	25(14~37)	13(7~19)	13(1~24)

[a] 百分比（95% 可信区间）

[b] 不同年龄组间 $P<0.02$

[c] 因观察例数不足未计数

严重过敏反应与类过敏反应：严重过敏反应是 IgE 介导的过敏反应，患儿在产生反应前对过敏原有致敏暴露；类过敏反应在临床上与严重过敏反应相同，但并非 IgE 介导，亦无需致敏暴露。类过敏反应通常不太严重，并且可以通过前期用药预防，高渗性（离子）造影剂可引发约 10% 患者出现类过敏反应（图 10-1）。

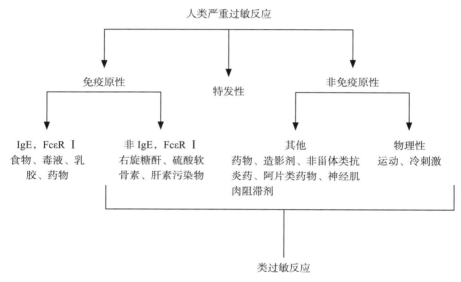

图 10-1　严重过敏反应分类。FcεRⅠ，高亲和力 IgE 受体

双相过敏反应：包括在初始反应恢复后发生的第二次反应，可出现在 11% 就诊于儿科急诊的患儿，25% 致命和接近致命的食物反应，23% 药物 / 生物反应，6% 混合原因引起的严重过敏反应。至第二次反应的时间可为 1 ~ 72 小时，平均 8.13 小时，初始过敏反应无低血压或气道阻塞时极少发生。

【诊断】

2003 年，世界卫生组织将严重过敏反应定义为严重的、危及生命的全身性或系统性超敏反应。2005 年由美国国家过敏和传染病研究所（NIAID）和食物过敏和严重过敏反应网络（FAAN）主办的一次美国会议确立了一致的诊断标准：在几分钟到几小时内出现三种标准中的任何一种即是过敏反应（表 10-2 ）。

表 10-2　严重过敏反应诊断标准

1. 急性皮肤和 / 或粘膜受累症状并且至少出现以下一条：

a. 呼吸系统受累（如呼吸困难、支气管痉挛、喘鸣、低氧血症）

b. 心血管受累（如低血压、晕厥）

2. 暴露于可疑过敏原后迅速出现以下两项或更多症状（数分钟至数小时）：

a. 皮肤或粘膜受累（如泛发性荨麻疹、瘙痒、泛红、水肿）

b. 呼吸系统受累

c. 心血管受累

d. 或持续性胃肠道症状（如痉挛性腹痛、呕吐）

3. 患者暴露于已知过敏原后出现低血压（数分钟至数小时）：

年龄特异性低血压†或比基础血压下降 30% 以上（或成人低于 90mmHg）

注：儿童低血压定义为：收缩压 1 个月 ~ 1 岁时 <70mmHg，1 ~ 10 岁时 <（年龄 ×2+70mmHg），11 ~ 17 岁时 <90mmHg

【 鉴别诊断 】

严重过敏反应与血管迷走神经性发作、急性泛发性荨麻疹、急性哮喘、异物吸入、焦虑或恐慌发作等疾病相鉴别。

【 实验室检查 】

症状出现后 15 ~ 180 分钟采集血清标本进行类胰蛋白酶水平检测，在一些患者中可用于严重过敏反应的临床诊断，但并非在所有患者适用。在食物诱发的严重过敏反应中，单一类胰蛋白酶检测往往在正常水平，但是对于此类患者，使用类胰蛋白酶峰值除以基础水平的比值，可改善敏感性、特异性和阳性及阴性似然比。

血清类胰蛋白酶水平可在同一患者的不同采血部位出现不同水平；其水平升高并不特异，亦可出现在死于心肌梗死、窒息或创伤的患者。

【 治疗与预防 】

严重过敏反应被称为"过敏杀手"，可危及生命。防治方面首先需要治疗急性发作；其次提供风险评估，确定病因和潜在的危险因素；再次预防未来发作，回避过敏原，如果可能可考虑免疫治疗。最后是教育，确保患儿、监护人和看护人明白如何处理急性严重过敏反应。

一、急性期治疗

严重过敏反应的初始治疗是肾上腺素，延迟肾上腺素给药与增加住院风险和预后不良相关，包括死亡；院前及时注射肾上腺素与降低住院和死亡风险相关。

肾上腺素是唯一可以减少住院和死亡的药物，其具有三种效应：① α-1 受体激动剂：血管收缩作用，缓解气道水肿、低血压和休克；② β-1 受体激动剂：正性变时和正性肌力作用增加心脏收缩的速率和力量；③ β-2 受体激动剂：支气管扩张和降低介质释放。急性期严重过敏反应的主要治疗是肾上腺素，剂量为 0.01mg/kg，青春期前儿童最大剂量 0.3mg，青少年最大剂量 0.5mg，肌注于大腿中部外侧（股外侧肌）。肌注比皮下注射作用更快，比静脉注射更安全。可间隔 5 ~ 15 分钟重复给药一次或两次。6% ~ 19% 的患儿需要第二剂，通常无需第三剂。严重过敏反应中肾上腺素治疗没有绝对的禁忌证。肾上腺素的副作用包括短暂性面色苍白、震颤、焦虑和心悸。这些副作用和肾上腺素的作用是分不开的。

严重过敏反应的辅助治疗：在治疗严重过敏反应时，除肾上腺素外的所有其他药物都是辅助性的，均不能代替肾上腺素。在给予肾上腺素治疗后，应评估患儿是否需要进一步干预，如吸氧、静脉输液，是否需要使用抗组胺药、β 受体激动剂和糖皮质激素等。

但在急诊医疗中，仍存在治疗不足现象。首先是肾上腺素的紧急使用不足，抗组胺药和皮质类固醇激素的使用率高于肾上腺素。其次是出院指导和后续护理不足。肾上腺素处方 <30%，受到指导回避过敏原者 <40%，转诊变态反应专科医师者 <20%。再次是急诊室开具肾上腺素处方率仅为 33% ~ 64%，并非所有患者都得到处方。

▌ 二、长期治疗

首先是识别诱发因素，使未来暴露最小化；其次是识别潜在的共触发因素；再次是第三方教育，包括患儿、监护人和看护者；最后，应制订严重过敏反应行动计划。

1. **识别诱发因素**　过敏反应有很多可能的诱因，如食物、带刺针昆虫、药物、乳胶和造影剂。仔细询问病史，识别潜在过敏反应触发因素的最重要方法是对既往暴露和摄入的详细回顾。但要谨记：患儿可以对先前耐受的食物或药物出现严重过敏反应。

病史为严重过敏反应提供了可疑诱因，过敏原检测可以帮助确定过敏物质，包括皮肤试验和体外试验。对于食物过敏原检测，重要的是检测由病史中发现的可疑食物。通过对大量食物进行检测来"筛选"过敏原是不恰当的，因为许多人虽然对某些特定食物 IgE 阳性，但他们可正常进食此类食物，即对某些食物致敏，存在食物特异性 IgE，但与临床无关。

2. **识别协同诱发因素**　如有可能，应确定严重过敏反应的协同诱发因素，患儿和护理人员需要知道这些协同诱发因素可以增加患儿的个人风险。协同诱发因素可以降低触发因素引起严重过敏反应的阈值。已知的协同诱发因素包括：运动、上呼吸道感染、发热、非甾体类抗炎药或 β 受体阻滞剂、情绪低落、酒精、月经期。

3. **制定严重过敏反应紧急方案**　即书面的个体化严重过敏反应紧急行动方案，列出严重过敏反应的常见症状和体征，并概述严重过敏反应的初步治疗。强调识别严重过敏反应，如有条件应注射肾上腺素，并给予患儿紧急治疗。还要列出触发因素、协同诱发因素、合并症，如哮喘等。附录 1 为美国儿科学会发表的过敏与严重过敏反应紧急治疗计划样本，是针对每一位患儿的个体化方案。

4. **教育** 应对患儿及患儿监护人、看护者、医务工作者，包括医师、牙医、护士、前台和其他工作人员、教师和日常护理人员进行教育。

三、脱敏治疗

昆虫叮咬：对膜翅目昆虫叮咬可通过免疫治疗进行脱敏，减少后续叮咬出现反应的风险。

药物超敏反应的快速脱敏：仅应用于必需药物。一线措施为避免使用可以引起药物超敏反应的药物及与其有交叉反应的药物。

食物严重过敏反应：目前在美国没有 FDA 批准的食物过敏脱敏方法，有许多食物过敏的试验性方案，包括皮下注射、舌下含服和口服。回避过敏原是基本治疗，意外暴露后的家庭计划为使用肾上腺素自动注射器。

在医疗机构，需要有严重过敏反应的标准操作流程（SOP），为处理严重过敏反应制定一个行动计划，并经常练习。配备适当的设备和用品，且经常检查保证在有效期内。用品必须符合当地情况，如乡村诊所与医院门诊可有不同。医师和办公室工作人员必须熟练掌握严重过敏反应的处理，定期演习模拟严重过敏反应，知晓转院流程计划。

总之，严重过敏反应是一种紧急的，潜在致命的情况，但存在认识不足和治疗不足。肾上腺素是急性期治疗的选择，初始剂量为肌内注射 0.01mg/kg，5~15 分钟后可按需重复此剂量。抗组胺药和 β 受体激动剂可根据需要进行辅助治疗，但不可替代肾上腺素。长期治疗则需仔细寻找病因以帮助回避，制定书面版严重过敏反应紧急医疗计划。识别触发因素、协同诱发因素，识别严重过敏反应的症状和体征，指导患儿及其监护人、看护者对严重过敏性反应的初始治疗，包括自我注射肾上腺素，使患儿得到医疗救助。

（徐保平　高　琦）

参考文献

1. Simons FER, Ebisawa M, Sanchez-Borges M, et al. 2015 update of the evidence base: World Allergy Organization anaphylaxis guidelines[J]. WAO Journal, 2015, 8:32.

2. Muraro A, Roberts G, Worm M, et al. Anaphylaxis: guidelines from the European Academy of Allergy and Clinical Immunology[J]. Allergy, 2014,69(8):1026-1045.

3. Ben-Shoshan M, Clarke AE. Anaphylaxis: past, present and future[J]. Allergy, 2011,66(1): 1-14.

4. Muraro A, Roberts G, Worm M, et al. EAACI Food Allergy and Anaphylaxis Guidelines Group. Anaphylaxis; guidelines from the European Academy of Allergy and Clinical Immunology[J]. Allergy, 2014,69(8): 1026-1045.

5. Ring J, Beyer K, Biedermann T, et al. Guideline for acute therapy and management of anaphylaxis[J]. Allergo J Int, 2014, 23: 96−112.

6. Chipps BE. Update in pediatric anaphylaxis: a systematic review[J]. Clin Pediatr (Phila), 2013,52(5):451-461.

7. Rudders SA, Banerji A, Clark S, et al. Age-related differences in the clinical presentation of food-induced anaphylaxis[J]. J Pediatr, 2011,158(2):326-328.

8. Simons FER, Sampson HA. Anapylaxis: Unique aspects of clinical diagnosis and management in infants (birth to age 2 years) [J]. Journal of Allergy and Clinical Immunology, 2015, 135(5):1125-1131.

9. Lieberman PL. Recognition and First-Line Treatment of Anaphylaxis[J]. American Journal of Medicine, 2014,127: S6-S11.

10. Pourmand A, Robinson C, Syed W, et al. Biphasic anaphylaxis: A review of the literature and implications for emergency management[J]. Am J Emerg Med, 2018, S0735-6757(18): 30372-30373.

11. Simons FER, Ardusso LRF, Bilo MB, et al. World Allergy Organization guidelines for the assessment and management of anaphylaxis[J]. World Allergy Organ J, 2011, 4(2):13-37.

12. Lieberman P, Nicklas RA, Randolph C, et al. Anaphylaxis − a practice parameter update 2015[J]. Ann Allergy Asthma Immunol, 2015,115(5):341-384.

13. Wongkaewpothong P, Pacharn P, Sripramong C, et al. The utility of serum tryptase in the diagnosis of food-induced anaphylaxis[J]. Allergy Asthma Immunol Res, 2014, 6:304–309.

14. McLean-Tooke A, Goulding M, Bundell C, et al. Postmortem serum tryptase levels in anaphylactic and non-anaphylactic deaths[J]. J Clin Pathol, 2014,67:134–138.

15. F ER Simons. Anaphylaxis, killer allergy: Long-term management in the community[J].

Journal of Allergy and Clinical Immunology, 2006,177(2):367-377.

16. Wang J, Sicherer SH. Guidance on Completing a Written Allergy and Anaphylaxis Emergency Plan[J]. Pediatrics, 2017,139(3). pii: e20164005.

第 11 章

过敏原特异性免疫治疗

1997 年，世界卫生组织提出对过敏性疾病应采取避免接触过敏原、规范的药物治疗、过敏原特异性免疫治疗（allergen specific immunotherapy，AIT）综合治疗方案。其中，过敏原特异性免疫治疗（allergen specific immunotherapy，AIT），又称脱敏治疗，就是在一定间隔的时间，以逐步增加剂量的方法给予过敏性疾病患者标准化的过敏原提取物，并在达到最佳剂量后维持足够长的时间（通常为 3～5 年），从而使患者对该过敏原产生免疫耐受，达到接触相应过敏原时不出现症状或者症状明显减轻。这种疗法用于治疗 IgE 介导的 I 型变态反应性疾病已经有 100 多年的历史，如过敏性鼻炎、过敏性哮喘、特应性皮炎和过敏性结膜炎等，被认为是唯一可能改变过敏性疾病自然进程的治疗措施。AIT 可以帮助患者改善过敏性疾病的症状，减少甚至摆脱对症用药，提高患者生活质量，同时还可保持长期疗效、干预过敏性疾病的自然进程、预防过敏性鼻炎患者发展成哮喘以及预防患者产生新的过敏。在最新的过敏性疾病免疫治疗国际共识中明确指出 AIT 对过敏性鼻炎和哮喘的治疗作用已毫无争议，且从健康经济学角度来看，脱敏治疗可降低药物花费。国内最新的过敏性鼻炎诊断和治疗指南中明确提出将 AIT 作为过敏性鼻炎的一线治疗方法，不再需要等药物治疗无效后再采用。

【皮下注射免疫治疗】

AIT 的方式主要包括皮下注射特异性免疫治疗（subcutaneous immunotherapy，SCIT）和舌下含服特异性免疫治疗（sublingual immunotherapy，SLIT）。SCIT 1911 年由英国医生 Leonard Noon 和 John Freeman 在 *The Lancet* 杂志上首次报道，至今已有 100 余年的历史。SCIT 是通过皮下注射疫苗的方式进行免疫治疗，这种方法最主要的优点是提供了一种对因治疗的方法，但是皮下注射的给药方式存在着一定的安全隐患，临床开展 SCIT 需由受过相关专业培训的医务人员进行，严格遵循操作规范，做好应急预案。注射前医护人员应首先对治疗和抢救所需设备进行检查，同时询问患者之前的注射情况以及近期接触过敏原情况，是否并发其他疾病，近期用药情况以及 PEF 情况等。注射部位为上臂迈端三分之一的背侧，两指按住皮肤，针头与手臂平行，与皮肤表面成 30 ~ 60° 进针约 1cm，缓慢进行皮下注射。注射后患者需留院观察 30 分钟，无不良反应方可离开。

【舌下免疫治疗】

近 30 年来，SLIT 备受关注并且得到广泛使用。1986 年，第一个舌下免疫治疗的随机对照研究发表，标志着舌下免疫治疗的开始。之后，其安全性得到越来越多临床研究的证实和认可。1993 年，欧洲变态反应和临床免疫学会（European Academy of Allergy and Clinical Immunology，EAACI）的官方文件指出舌下免疫治疗可能是一种潜在有价值的治疗方法，并在 2000 年发表的关于过敏性鼻炎共识中进一步肯定了舌下免疫治疗的疗效和安全性。1998 年，WHO 发布的意见书中建议舌下免疫治疗可用于成人过敏性鼻炎的治疗，推荐舌下免疫治疗为 "可替代传统注射特异性免疫治疗的方法"，并认可舌下免疫治疗为治疗过敏性哮喘、过敏性鼻炎等的主要治疗方法之一。基于已有的临床证据，全球哮喘防治创议（Global Initiative for Asthma，GINA）和儿童哮喘国际共识（International Consensus On Pediatric Asthma，ICON）也对舌下免疫治疗在儿童哮喘患者中的疗效和安全性表示认可。

舌下免疫治疗不良反应发生率和不良反应级别低于皮下给药途径。其优良的安全性与口腔这一给药部位的特殊结构密切相关：①由于口腔黏膜长期暴露在外界复杂环境中，黏膜中的抗原递呈细胞呈现出良好的耐受表型；②与其他部位相比，口腔黏膜组织含有相对较少的促炎细胞，从而减少了促炎免疫反应的发生；③过敏原疫苗在口腔黏膜组织上层经过耐受良好的抗原递呈细胞（树突细胞）捕获和加工处理 30 ~ 60min 后才能与肥大细胞或者嗜酸性粒细胞结合，这种过敏原与促炎细胞的非直接接触也提高了治疗的安全性。舌下免疫治疗发生严重全身不良反应的概率非常低。大部分患者可以自行缓解或给予对症药物后很快缓解。

舌下免疫治疗的作用机制尚未完全明确。目前国际共识是舌下免疫治疗可能与皮下注射免疫治疗机制相似，即启动 T 细胞应答，诱导 Th1/Th2 免疫偏移；抑制 Th2 细胞因子及炎症效应细胞；改变血液中阻断性抗体 IgG 的水平等。研究显示，舌下免疫治疗给药后数分钟，过敏原迅速黏附到口腔黏膜上皮细胞上，随后被舌下黏膜上皮层的朗格汉斯细胞（Langerhans cell）捕获（15～30min），经过加工后引流到局部淋巴结内（12～24h），在淋巴结内通过一系列的细胞间信号传导，启动 T 细胞应答，调节淋巴细胞分化及抗体分泌，从而抑制过敏性炎症，改变机体对该过敏原的免疫应答形式，让患者对过敏原产生免疫耐受。放射标记的过敏原生物分布研究显示，过敏原提取物是大分子蛋白，不会直接从舌下的毛细血管网吸收进入血液循环，舌下含服的过敏原主要停留在舌下黏膜。因此，舌下免疫治疗的临床疗效主要依靠于过敏原与黏膜免疫系统的相互作用。

【适应证】

过敏原特异性免疫治疗适用于 IgE 介导的 I 型变态反应性疾病，对过敏性鼻炎、过敏性哮喘、特应性皮炎、过敏性结膜炎、食物过敏、乳胶过敏、膜翅目蜂毒等疾病具有显著疗效。综合世界变态反应组织（2013 年指南、欧洲变态反应和临床免疫学会与全球变态反应和哮喘欧洲协作网（Global Allergy and Asthma European Network，GA²LEN）2010 版指南等文件的意见，满足以下基本标准的患者可考虑进行过敏原特异性免疫治疗：①有可疑的临床过敏病史；②过敏原检测（体内试验或体外试验）结果为阳性；③应用于免疫治疗的过敏原制剂种类与患者的过敏症状相关。判定过敏原与临床病史的相关性不能单独依据过敏原检测结果或者过敏原检测的阳性级别或者单独通过症状病史决定，而应看症状发作或加重时环境中是否大量存在这种过敏原。与症状相关性越强的过敏原，越有可能是其主要过敏原。

【禁忌证】

以下患者不宜进行特异性免疫治疗：

1. 患有严重的（FEV1 < 70%）或未控制的哮喘，这类患者可能在治疗中出现哮喘急性发作。

2. 伴有不能逆转的呼吸道阻塞性疾病。

3. 正在使用 β 受体阻滞剂或血管紧张素转化酶（Angiotensin-Converting Enzyme，ACE）阻滞剂进行治疗的患者

- 同时使用 β 受体阻滞剂（包括局部用药）可增加呼吸道不良反应的风险，并且影响使用肾上腺素抢救严重超敏反应时的效果；

- ACE 阻滞剂可抑制肾素 - 血管紧张素系统的活化功能，导致在超敏反应时易出现低血压休克。

4. 患有严重的心血管疾病

- 在紧急情况下如患者患有严重的心血管疾病可能增加使用肾上腺素的风险。

5. 严重心理障碍。

6. 严重免疫性疾病；包括自身免疫性疾病和免疫缺陷性疾病。

7. 不建议在妊娠期开始进行治疗

- 目前还没有临床资料提示妊娠期间的免疫治疗对胎儿或孕妇造成不良影响，但不建议妊娠期间开始舌下免疫治疗。

8. 患者无法理解治疗的风险性和局限性。

9. 急性感染、炎症并发热（≥ 38.5℃）等疾病

- 建议这类患者在症状缓解后再进行舌下免疫治疗，以降低出现呼吸道不良反应的概率。

【不良反应及管理】

过敏原特异性免疫治疗的不良反应包括局部不良反应和全身不良反应，而舌下免疫治疗的不良反应多见于首次用药和剂量递增期，多为局部反应。舌下免疫治疗临床最常见的不良反应主要发生在口腔，最常见的包括口内麻木、瘙痒感和肿胀，一般出现在用药后 30min 内；其次是胃肠道反应，包括胃痛、恶心和腹泻等，一部分患者出现这类情况可能与剂量有关，减量后症状消失，部分患者会出现局部皮疹或疲劳感，绝大部分患者可以自行缓解或给予对症药物后很快缓解。如果患者出现眼痒等反应，需要评估患者是否患

有过敏性结膜炎，特别是过敏性鼻炎的患者。总结来说，EAACI 建议 SLIT 的不良反应处理遵循以下原则：

•局部不良反应：如口舌麻木或瘙痒感及胃肠道反应等，一般反应较轻，为短暂的不良反应，不需治疗即可自行消退，极少需要进行剂量调整或中止治疗；出现较重的不适感时，应由专科医师进行处理（表 11-1）。

全身不良反应：WAO 将过敏原特异性免疫治疗的全身不良反应分为 5 级（表 11-2）。

在规范的过敏原免疫治疗室中需要准备过敏性休克预案以应对可能发生的紧急情况。参考北京协和医院、2011 年《变应性鼻炎特异性免疫治疗专家共识》和 EAACI 发表的 *Standards for Practical Allergen-Specific Immunotherapy* 中的过敏性休克处理方案，AIT 治疗的过敏性休克预案整理如图 11-1。

表 11-1　局部不良反应及处理建议

不良反应	处理建议
口舌轻微麻木或瘙痒感、局部皮疹、轻度腹泻、疲劳感	轻度:大部分患者持续用药 3 ~ 7 天可自行缓解; 中度或持续加重: • 环境控制,避免接触环境中的过敏原; • 使用症状缓解药物: 　- 局部皮疹:口服抗组胺药; • 剂量调整: 　- 如剂量递增期,则退回到最大耐受剂量,用药 1 ~ 2 周且患者耐受良好后按说明书正常递增方式用药; 　- 如剂量维持期,则减少剂量,用药 1 ~ 2 周且患者耐受良好后按说明书正常递增方式用药; ☞ 腹泻:可先尝试将 SLIT 过敏原制剂含服后吐出。如仍不能缓解,再考虑剂量调整; ☞ 疲劳感:可先尝试在晚上等不影响学习或工作的时间用药。如仍不能缓解,再进行剂量调整; 按以上方案进行剂量调整 3 次后,仍不能顺利进行剂量递增,则以患者的最大耐受剂量为维持剂量使用 6 个月后,再进行评估

续表

不良反应	处理建议
眼痒	· 评估患者是否合并患有过敏性结膜炎或出现新的过敏原; · 环境控制:避免接触环境中的过敏原及其他危险因素; · 使用症状缓解药物:抗组胺滴眼液或口服抗组胺药; · 根据症状严重程度,评估是否需要进行剂量调整,剂量调整方案同上
鼻炎	· 环境控制:避免接触环境中的过敏原及其他危险因素; · 口服抗组胺药; · 根据症状严重程度,评估是否需要进行剂量调整,剂量调整方案同上
哮喘	· 环境控制:避免接触环境中的过敏原及其他危险因素; · β_2 受体激动剂吸入、皮质激素; · 根据症状严重程度,评估是否需要进行剂量调整,剂量调整方案同上; 如急性发作,应立即停止 SLIT 治疗

表 11-2　全身不良反应的分级

级别	名称	临床症状
0 级		无症状或症状与特异性免疫治疗无关
1 级	轻度全身反应	局部荨麻疹、鼻炎或轻度哮喘(最大呼气流速较基线下降程度 < 20%)
2 级	中度全身反应	发生缓慢(> 15min),出现全身荨麻疹、血管性水肿或严重哮喘(最大呼气流速较基线下降程度 < 40%)
3 级	严重(非致命)全身反应	发生迅速(< 15min),出现全身荨麻疹、血管性水肿或严重哮喘(最大呼气流速较基线下降程度 > 40%)
4 级	过敏性休克	迅速出现瘙痒、潮红、红斑、全身性荨麻疹、喘鸣、哮喘发作、低血压等

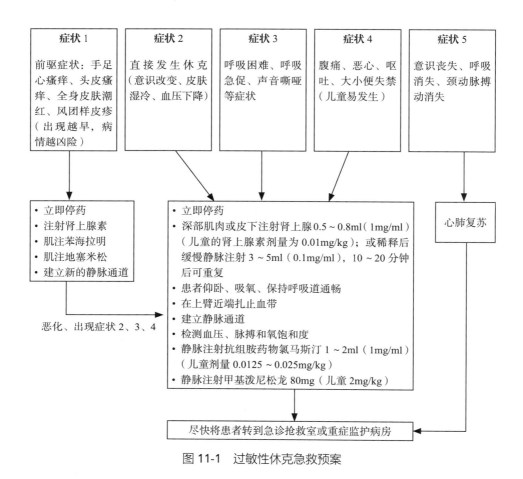

图 11-1　过敏性休克急救预案

（邵　洁　陆　敏）

参考文献

1. Allergen immunotherapy: therapeutic vaccines for allergic diseases. Geneva: January 27-29 1997[J]. Allergy, 1998. 53(44 Suppl): 1-42.

2. Pajno GB, Bernardini R, Peroni D, et al. Clinical practice recommendations for allergen-specific immunotherapy in children: the Italian consensus report. Italian journal of pediatrics[J], 2017, 43(1): 13.

3. Tahamiler R, Saritzali G, Canakcioglu S. Long-term efficacy of sublingual immunotherapy in patients with perennial rhinitis. Laryngoscope[J], 2007, 117(6): 965-9.

4. Marogna M, Tomassetti D, Bernasconi A, et al. Preventive effects of sublingual immunotherapy in childhood: an open randomized controlled study. Ann Allergy Asthma Immunol[J], 2008, 101(2): 206-211.

5. Jutel M, Agache I, Bonini S, et al. International consensus on allergy immunotherapy[J]. Journal of Allergy and Clinical Immunology, 2015, 136(3): 556-568.

6. 中华医学会耳鼻咽喉头颈外科学分会鼻科学组 . 过敏性鼻炎诊断和治疗指南 (2015 年 , 天津)[J]. 中华耳鼻咽喉头颈外科杂志 , 2016, 51(1):6-24.

7. Cox L, Compalati E, Kundig T, et al. New directions in immunotherapy. Curr Allergy Asthma Rep[J], 2013, 13(2): 178-195.

8. John, F. Further observation on the treatment of hay fever by hypodermic inoculations of pollen vaccine. The Lancet[J], 1911, 178(4594): 814-817.

9. Scadding GK, Brostoff J. Low dose sublingual therapy in patients with allergic rhinitis due to house dust mite. Clin Allergy[J], 1986, 16(5): 483-491.

10. Malling H, Weeke B. Immunotherapy: Position paper of the European Academy Of Allergy and Clinical Immunology. Allergy[J], 1993, 48(Suppl 14): 9-35.

11. van Cauwenberge P, Bachert C, Passalacqua G, et al. Consensus statement on the treatment of allergic rhinitis. European Academy of Allergology and Clinical Immunology. Allergy[J], 2000, 55(2): 116-134.

12. GINA Report. Global strategy for asthma management and prevention[EB/OL]. [2009] http://www.ginasthma.org .

13. Papadopoulos NG, Arakawa H, Carlsen K-H,et al. International consensus on (ICON) pediatric asthma. Allergy[J], 2012, 67(8): 976-997.

14. Calderon MA, Simons FE, Malling HJ, et al. Sublingual allergen immunotherapy: mode of action and its relationship with the safety profile. Allergy[J], 2012, 67(3): 302-311.

15. Cox LS, Linnemann DL, Nolte H, et al. Sublingual immunotherapy: a comprehensive review. J Allergy Clin Immunol[J], 2006, 117(5): 1021-1035.

16. Bagnasco M, Mariani G,Passalacqua G,et al. Absorption and distribution kinetics of the major Parietaria judaica allergen (Par j 1) administered by noninjectable routes in healthy human beings. J Allergy Clin Immunol[J], 1997, 100(1): 122-129.

17. Bagnasco M, Passalacqua G, Villa G,et al. Pharmacokinetics of an allergen and a monomeric allergoid for oromucosal immunotherapy in allergic volunteers. Clin Exp Allergy[J], 2001, 31(1): 54-60.

18. Zuberbier T, Bachert C, Bousquet PJ, et al. GA2LEN/EAACI pocket guide for allergen-specific immunotherapy for allergic rhinitis and asthma. Allergy[J], 2010, 65(12): 1525-1530.

19. 中华耳鼻咽喉头颈外科杂志编辑委员会，中华医学会耳鼻咽喉科分会．变应性鼻炎特异性免疫治疗专家共识．中华耳鼻咽喉头颈外科杂志 [J]，2011, 46(11): 543-625.

20. Alvarez-Cuesta E, Bousquet J, Canonica GW ,et al. Standards for practical allergen-specific immunotherapy. Allergy[J], 2006, 61 (Suppl 82): 1-20.

第 12 章

过敏原检测技术及临床解读

一、过敏原检测概述

过敏性疾病，又称变应性疾病，根据世界卫生组织统计数据，35% 的世界人口有过敏性疾病，过敏性疾病种类繁多，包括食物过敏、过敏性鼻炎、过敏性哮喘、皮肤过敏、药物过敏等。过敏原的检测已广泛应用于临床过敏性疾病的病因诊断。目前全球过敏性疾病呈增长趋势，充分的过敏原诊断是过敏性疾病管理的先决条件，尽早明确患者的过敏原，对其采取有效的预防措施、合理用药及特异性免疫治疗具有重要的指导意义。

目前过敏原的检测广义上分为体外方法和体内方法，体内检测和体外血清特异性免疫球蛋白 E（sIgE），检测结果不可相互替代。体外方法为血清 sIgE 检测，绝大多数试验方法所测定的过敏原 sIgE 是血清中游离 sIgE 水平，在过敏原 sIgE 定量检测方法中，以体外全定量检测系统测定方法的应用较多，该方法采用 WHO 的过敏原定量标准，其基本原理为荧光酶联免疫反应，过敏原被包被在一种称为 CAP 的固相载体中，该系统定量检测 sIgE 水平。体内方法包括主要过敏原皮肤点刺试验、皮内试验、斑贴试验等，其中以皮肤点刺试验最为常见，美国过敏反应哮喘和免疫联合会以及欧洲过敏反应和临床免疫学会推荐：皮肤试验是诊断 IgE 介导的过敏反应疾病的主要检测方法，皮肤试验也是选择过敏原免疫治疗的首选方法。1865 年，英国医生 Charles Blackley 用花粉颗粒在自己的前臂上进行了最早的 SPT，证实花粉是导致自己过敏性鼻炎（AR）的病因。由于过敏原皮肤点刺试验（skin prick test，SPT）具有操作简便、设备简单，一次可测定多种过敏原，在短时间内（15～20min）报告结果，很少引起受试者的不适，安全性好等优点，因此广泛应用于临床诊断和流行病学调查等。

二、体内检测方法

体内试验主要包括过敏原皮肤点刺试验、皮内试验、斑贴试验等，其中过敏原皮肤点刺试验最为常用，以下主要介绍皮肤点刺试验，并简要介绍皮内试验及斑贴试验。皮内试验和皮肤点刺试验主要用于 I 型（速发型）超敏反应的检测，皮内试验与点刺试验各有其优缺点，二者均为临床常用的过敏反应特异性诊断重要的体内试验方法，在临床应用中应结合患者具体情况扬长避短，选择适当的适应证。斑贴试验应用于IV型（迟发型）超敏反应的检测，三者不可替代。

（一）过敏原皮肤点刺试验

在致敏阶段，当外界过敏原刺激时，过敏原特异性 IgE 抗体产生，并结合于组织中的肥大细胞和血液内嗜碱性粒细胞表面的高亲和力 IgE 受体，从而导致患者进入致敏状态。当再次接触过敏原造成致敏肥大细胞和嗜碱性粒细胞表面的高亲和力 IgE 受体复合物发生交联，上述细胞释放出介导速发型超敏反应的过敏反应介质如组胺、白三烯、前列腺素等，在皮下组织时可造成皮肤局部微血管扩张，渗出增加，出现风团和红晕样皮肤反应。SPT 的原理即为上述皮肤暴露过敏原后的激发反应，通常以磷酸组胺为阳性对照，浓度为 5mg/ml，缓冲盐水 - 甘油为阴性对照。

1. **适应证与禁忌证**

适应证：疑似吸入性或食物过敏的患儿；即将进行脱敏治疗的患儿。

禁忌证：①药物：检测前 3 天未停用第一代抗组胺药及含第一代抗组胺类药物者；前 7 天未停用第二代抗组胺类药物和糖皮质激素类药物者。②症状和体征：皮肤划痕症阳性患者；前臂因患荨麻疹或湿疹而无法点刺者；急性发作或加重的哮喘患者。

2. **点刺针具的选择**　目前，在我国绝大多数 SPT 点刺针为单点针，尚未应用多头点刺针具进行儿童过敏原皮肤点刺试验。而国外自 20 世纪 70 年代起，皮肤测试设备历经不断改进，朝着使用多头设备的趋势发展，其改进的目的是为了提高点刺效率和简化临床操作、扩大临床适用性（特别是儿科领域），同时避免或减少因为反复点刺操作而造成的试验系统误差。

3. **操作方法**　检测操作人员评估点刺部位皮肤情况，如皮肤颜色，有无皮疹、硬结、瘢痕、感染以及皮肤划痕阳性。点刺应避开皮肤上的瘢痕、丘疹、药疹。受试皮肤如有使用保湿剂、润肤露，试验前应先清洁干净。用75% 酒精棉签竖向消毒受试部位皮肤，受试者前臂掌侧滴一滴过敏原试液，过敏原试液每点直径约 3 ~ 5mm，每点间隔不少于 1cm。用点刺针分别透过滴液，刺破真皮（点刺针下针时与患者手臂自然成 90 度直角），刺入后维持数秒，以不出血为度，15～20min后判读结果。

4. 结果判读

（1）判断标准：判读结果时以风团大小为判断标准，红晕的大小作为参考。风团和红晕的大小按下式计算：

风团平均直径（MWD）=（最长轴D+最长轴的最长垂直线d）/2
注：D与d成直角

红晕平均直径（MFD）=（最长轴D+最长轴的最长垂直线d）/2
注：D与d成直角

"-"阴性：小于点刺阳性对照的1/3

"+"阳性：为点刺阳性对照的1/3及以上

"++"中阳性：为点刺阳性对照的2/3及以上

"+++"强阳性：与点刺阳性对照基本相同

"++++"极强阳性：超过点刺阳性对照

注意：此判断标准出自《北京协和医院变应原制剂应用指南》，使用不同的点刺液其点刺标准不同，目前判读标准并未统一。

（2）假阳性：可能的原因有：皮肤划痕征阳性、酒精过敏、超敏体质、操作方法不当（如点刺时用力过度，导致皮肤出血）。

（3）假阴性：可能的原因有：试验前用过抗组胺药、皮肤反应差、点刺液失效、操作方法不当（如点刺针未刺破表皮）。

5. 临床意义　皮肤点刺试验是诊断过敏反应性疾病灵敏度和特异度较高的诊断试验，可以证实或排除导致过敏反应的因素。对于怀疑患有过敏性鼻炎、过敏性结膜炎、过敏性哮喘甚至严重过敏反应的患者，在患者生命体征平稳的条件下可进行点刺试验以协助诊断。

皮肤点刺试验包括吸入性和食物过敏原皮肤点刺试验。吸入性过敏原包括尘螨、真菌、宠物、花粉等，尘螨和蟑螂是主要的昆虫类过敏原。专科人员应该对于过敏原的分布与环境防控的基本常识予以掌握，并为受检者提供告知，具体如下。除了过敏性鼻炎、过敏性结膜炎和过敏性哮喘，极少部分尘螨过敏患者会出现湿疹以及荨麻疹样表现。窗帘、床铺、枕头、布艺沙发等是尘螨的主要聚集地。在中国，冬夏两季气温不适于尘螨生长，尘螨繁殖高峰出现在春秋两季，但中国北方受供暖影响，尘螨的繁殖高峰已无明显季节性，冬季室内温度较高的情况下仍会出现尘螨大量繁殖。蟑螂是城市家庭中另一种主要过敏原，蟑螂碎屑以及排泄物均可诱发呼吸道过敏症状。家庭宠物是喂养者发生呼吸道疾病的重要原因，动物皮屑和尿液中的蛋白是主要致敏原。猫狗是最常见的家庭宠物，其过敏原可在空气中长时间漂浮，容易被下呼吸道吸入诱发过敏性哮喘。除猫狗外，医疗技术人员、动物饲养员、宠物店主、兽医、屠宰人员等因其职业的特殊性，同样可对各自接触的动物产生过敏反应。花粉的产生具有明显的季节性和地域性，因此花粉过敏患者症状常呈现明显的季节性发作或季节性加重。因此对怀疑吸入性致敏的患儿可进行 SPT 的检测。

由于食物过敏发生可由 IgE 介导，也可由非 IgE 介导，或者由混合介导产生过敏，食物过敏的"金标准"为食物激发试验。而过敏原皮肤点刺试验检测的是由 IgE 介导的 Ⅰ 型超敏反应，因此通常认为食物过敏原 SPT 检测其特异性较高，而灵敏度较低：若某一食物 SPT 检测为阴性，可排除患儿对此过敏；若 SPT 检测为阳性，但患儿食入此种食物后并未出现症状，一般认为患儿对此不过敏，可以继续食入此种食物；若 SPT 检测为阳性，患儿食入此种食物后出现过敏症状，则判断患儿对此食物过敏。对于新鲜水果、蔬菜等过敏原皮肤试验来说，推荐直接用消毒针尖挑刺新鲜食物后再刺皮肤即可，可最大限度保证水果、蔬菜中致敏组分的过敏原性。

（二）皮内试验

皮内试验也是用于 Ⅰ 型（速发型）超敏反应的检测，局部皮肤风团大小是判断过敏反应的严重程度的重要依据。皮内试验是目前国内临床上最常用的皮肤试验方法之一。应注意皮试液浓度的选择：吸入物过敏原常规为原液的 1∶100 稀释液，强致敏过敏原大籽蒿花粉、葎草花粉和豚草花粉为原液的 1∶1 000 稀释液；食物过敏原常规为原液的 1∶10 稀释液，强致敏食物过敏原牛奶必要时可采用原液的 1∶100 稀释液以保证安全。

应注意的主要问题：①应同时设立阳性（0.01mg/ml 磷酸组胺）和阴性对照液（过敏原溶剂或生理盐水），以排除药物及皮肤高反应性对结果的影响。②皮内试验有诱发严重过敏反应的潜在风险，故进行皮内试验应常规准备好抢救措施。对于高度过敏者，最好用点刺试验或体外试验（如 sIgE 检测）代替，以保证安全。③试验前全身应用抗组胺药或皮质激素（与点刺相同）。④严格规范操作，避免手法较重、注射量较大或注入小气泡引起假阳性反应。⑤建议医生对结果进行二次判读，特别注意观察红晕反应，排除假阳性反应。⑥皮内试验皮试液浓度低，效价衰减快，应严格控制有效期（不超过 1 个月），避免出现假阴性反应。

（三）斑贴试验

斑贴试验在临床上应用有 100 多年的历史，对协助诊断接触性皮炎有重要的意义，目前斑贴试验技术虽然也有一定发展和应用，但与发达国家相比还有很大差距。其原理为将小量接触性过敏原直接接触皮肤一段时间后，观察是否在局部诱发一个轻度的接触性皮炎，从而判断患者是否对所测试的过敏原接触过敏。主要用于Ⅳ型（迟发型）超敏反应的病因诊断，确定引起迟发型接触性超敏反应的过敏原。斑贴试验适合于临床上所有怀疑存在接触过敏原引起的接触性过敏的检测。禁用：对已知测试的过敏原过敏者，孕妇和哺乳期妇女，有速发型接触性反应（如接触性荨麻疹）尤其是全身严重过敏反应（过敏症）的患者，已知对皮肤有毒、有害、有明显刺激性的物质（如，酸、碱、盐、腐蚀性化学物质等），无行为控制能力的患者或不能保证斑贴试验条件的患者。斑贴试验应根据患者的病史、尤其是接触史、体检、临床特点、环境及职业暴露等因素选择相应的过敏原系列进行测试。过敏原检测的种类越多、针对性越强，检测结果越好。

三、体外检测血清特异性 IgE

（一）概述

特异性 IgE 是介导 Ⅰ 型超敏反应的抗体，因此，血清中特异性 IgE 阳性对诊断速发型超敏反应至关重要。体外试验方法主要检测的是血液标本中的"游离"IgE 分子，特异性 IgE 的检测方法很多，包括放射过敏原吸附试验（radioallergosorbent test，RAST）、RAST 抑制试验、免疫印迹试验、酶免疫吸附试验（enzyme allergosorbent tests，EAST）、EAST 抑制试验等。目前临床上最常临床中最常用的是免疫印迹试验和荧光免疫法（即 ImmunoCAP 检测）。免疫印迹技术为半定量检测，具体举例而言半定量筛查系统（如 Medwiss，AllergyScreen "敏筛"），其检测原理是免疫印迹法，将常见二十余种过敏原（包括吸入性过敏原和食物过敏原）预先包被在硝酸纤维素膜为反应基质的固相板条上，加入含待测 IgE 抗体的患儿血清标本（一抗）进行孵育结合；随后加入酶标记的抗人 IgE 抗体（酶标二抗）孵育形成 "固相抗原 - 待测抗体 - 酶标二抗" 复合物；最后加入底物反应发生特定的酶显色反应并在反应板条上出现显色色带，通过免疫印迹成像分析系统评估色带颜色的深浅，显色色带颜色深浅与血清中 sIgE 抗体的含量呈正相关。完成 AllergyScreen 半定量筛查耗时较短，且耗费标本量少就可完成常见过敏原筛查，且无需大型精密实验设备配备，成本适中，更适宜在基层医院推广进行过敏筛查。荧光免疫法即 ImmunoCAP 系统提供的荧光酶联免疫分析法，为全定量检测，为体外检测过敏原的 "金标准"，基本原理是荧光酶联免疫分析法，即向包被在 ImmunoCAP 固相载体上的抗原中加入患者血清，患者 IgE 与抗原结合；再加入酶标二抗（抗 IgE 抗体），酶标二抗与患者 IgE 抗原复合物结合；最后再加入底物，酶标二抗与底物反应发出荧光，仪器通过荧光强度判读血液中 IgE 抗体的量。血清 sIgE 检测的敏感性不如皮肤试验，但因为 sIgE 检测为完全体外试验，有很高的安全性，可以用于不适于皮肤试验的患者身上。当然，临床上皮肤点刺试验和 sIgE 水平相结合进行分析则更有利于诊断。

（二）**适应证**

特异性 IgE 检测适用于各个年龄段怀疑过敏的儿童、不能配合皮肤点刺试验的儿童；体外 sIgE 适用范围较为广泛，且不受抗组胺药物的影响。

（三）**操作步骤**

分别采集受试者静脉血 3 ml 于试管内，分离血清，选用相应公司提供的实验室系统和配套试剂，按说明书规范操作，对上述对象进行相应 IgE 检测，约 3 小时后观察结果。

（四）**结果解读**

1. 结果判读标准 以 ImmunoCAP 检测方法具体为例，sIgE 的具体浓度值和致敏强度分级的标准如下：血清 sIgE < 0.35 KU_A/L 者为阴性；血清

sIgE ≥ 0.35KU$_A$/L 者为阳性。依 sIgE 含量高低又可分为 6 级：sIgE 浓度 0.35 ~ 0.70KU$_A$/L 者为 1 级；sIgE 浓度 0.70 ~ 3.5KU$_A$/L 者为 2 级；sIgE 浓度 3.5 ~ 17.5KU$_A$/L 者为 3 级；sIgE 浓度 17.5 ~ 50.0KU$_A$/L 者为 4 级；sIgE 浓度 50.0 ~ 100.0KU$_A$/L 者为 5 级；sIgE 浓度 > 100.0KU$_A$/L 者为 6 级。

2. **总 IgE 的临床意义** 血清总 IgE 由非特异性 IgE 及特异性 IgE（sIgE）两部分组成，其中仅 sIgE 与 I 型超敏反应有关。总 IgE 的影响因素包括：年龄、性别、种族、寄生虫感染。一项来自于欧洲的队列研究随访了非特应性儿童 20 岁前总 IgE 的变化趋势，结果表明总 IgE 在 5 岁后渐趋于稳定缓慢增高直至 10 岁，10 ~ 13 岁时处于平台期，随后处于下降趋势。一般认为男性大于女性，混血人种比白人高 3 ~ 4 倍，黑人更高，黄种人水平也较高。寄生虫感染等也可使总 IgE 水平升高。总 IgE 增高但特异性 IgE 阴性和 / 或伴有临床症状时，应结合临床考虑非 IgE 介导的过敏反应。但是单纯的 IgE 增高可考虑是否伴有其他疾病。

3. **sIgE 的临床意义** 过敏原 sIgE 的浓度值有利于帮助判断过敏原种类与临床表现之间的关系，当过敏原 sIgE 浓度较高时，发生临床症状和体征的可能性增高。2005 年后，ImmunoCAP 检测系统已经可以检测到血清中更低浓度 IgE 的存在（>0.1KU$_A$/L），这对于临床筛查过敏高危个体，特别是小年龄婴幼儿过敏高危个体具有积极意义。婴幼儿时期由于其免疫系统功能尚未发育完善，其产生 IgE 抗体的能力均差于儿童期及成年期个体，但是国外多项出生队列研究结果显示，在婴幼儿时期即检测出食物（如牛奶、鸡蛋等）较低水平 IgE 分子的个体，其未来不仅会持续进展出现吸入性过敏原致敏，其发生哮喘、鼻炎等疾病风险都较未检出组个体显著升高，因此通过在生命早期进行过敏原特异性 IgE 水平的监测，对于提示未来发生过敏风险起到一定的预警作用，可前移过敏性疾病诊断干预端口时间。研究组前期工作曾对北京地区家庭内尘螨过敏原含量季节变化与哮喘患儿控制评估、尘螨致敏程度（螨 sIgE）及气道炎症指标（FeNO）间相关性进行分析，结果显示：哮喘患者螨特异性 IgE 抗体水平与其哮喘控制水平以及家庭室内尘螨过敏原含量均存在相关性关系，且此关系亦呈现季节依赖性。上述结果提示动态规律性监测机体 IgE 水平变化的必要性，其不仅可以反映出机体致敏状态，提示环境中过敏原暴露风险的存在，也反映患者病情变化，且为制定下一步相应临床干预决策提供客观依据。

4. sIgE 在食物过敏原检测的意义

当食物 IgE 水平高于 95% 阳性预测值 [鸡蛋 ≥ 7KU$_A$/L（小于 2 岁：2.0KU$_A$/L）；牛奶 ≥ 15KU$_A$/L（小于 2 岁：≥ 5.0KU$_A$/L）；花生 ≥ 14KU$_A$/L；鱼类 ≥ 20KU$_A$/L；坚果 ≥ 15KU$_A$/L]，支持 IgE 介导食物过敏，应相应避食。

当食物 IgE 水平介于阳性和 95% 阳性预测值之间，应结合临床病史，提示可能存在混合途径过敏（IgE 或非 IgE）；当未检测到食物 IgE（<0.1KU$_A$/L），可除外 IgE 介导过敏反应或非过敏反应。必要时结合临床症状进行解读。

（五）过敏原组分检测的意义

无论是半定量还是全定量方法所采用的检测试剂均是相应过敏原粗提取物，随着科技进步，现已出现过敏原组分 sIgE 检测即过敏原成分决定性诊断（component resolved diagnosis，CRD），又叫组分检测。某些过敏原组分间由于氨基酸结构同源性高，均可被 IgE 分子所识别而引发交叉反应，最终导致假阳性结果的出现。常见交叉反应包括花粉食物综合征和乳胶 - 水果综合征等，前者主要涉及桦树、艾蒿和牧草等花粉，因花粉致敏并由水果、蔬菜同口腔黏膜接触而引发；后者常发生在猕猴桃、香蕉、芒果、菠萝等水果中。该检测方法是利用提取天然过敏原组分和重组技术在分子层次上辨别致敏过敏原的分子诊断方法。组分检测对患儿过敏原致敏提供了更精确的分子诊断方式，致力于精准医疗方向，但是该方法在我国临床应用还相对较少，未来组分检测可更好的应用于临床，为靶向治疗提供更为科学的依据。目前关于过敏原交叉反应的研究也不断深入，组分的检测对于交叉反应的研究提供了基础，立足于已确认的致敏蛋白组分，将会对于确认真正过敏原诱因、评估症状严重度以及预测未来结局转归等多方面提供证据，势必将成为未来过敏原实验室诊断的新方向。

▌ 四、嗜碱细胞活化试验对食物过敏诊断的应用前景

嗜碱性粒细胞活化试验（basophil activation test，BAT）作为一种体外过敏原诊断试验，模拟了体内 I 型超敏反应的发病过程。在过敏原的刺激下，

嗜碱性粒细胞活化并发生脱颗粒反应，通过荧光标记特异性抗体识别嗜碱性粒细胞的活化标志物，并应用流式细胞技术定量检测 CD_{63}、CD_{203C} 等表面活化标志物以量化嗜碱性粒细胞活化程度，分析活化嗜碱性粒细胞的数量，可反映嗜碱性粒细胞的功能状态，现已被普遍应用于儿童食物过敏或其他过敏性疾病。

BAT 在儿童食物过敏中的应用主要包括诊断、过敏严重程度判断、免疫治疗监测、微量过敏原检测等。不管是 sIgE 检测还是 SPT 都不能单独用作儿童食物过敏的诊断，需结合病史资料或食物激发试验才能确诊。双盲安慰剂对照食物激发试验是儿童食物过敏诊断的"金标准"，但因其全身过敏反应风险高、耗时等原因未被广泛应用。开放性口服食物激发试验（oral food challenge，OFC）比双盲安慰剂对照食物激发试验更易实施，但依然可能导致严重的过敏反应。BAT 作为食物过敏体外诊断试验不仅安全，而且有较高敏感性与特异性，其诊断食物过敏的敏感性为 77% ~ 98%，特异性为 75% ~ 100%，较 sIgE 检测和 SPT 更为精确，在儿童食物过敏诊断中有重要价值。此外，BAT 还可用于评价儿童食物过敏的严重程度及免疫治疗监测等。但目前 BAT 诊断儿童食物过敏缺乏标准化试剂和标准化诊断程序，在临床实践的广泛推广还面临一些困难，仍需进一步研究。临床上应将病史、体格检查和 sIgE 检测、SPT、BAT、OFC、双盲对照食物激发试验（double blind placebo controlled food challenge，DBPCFC）等多种试验相结合，更加全面准确地诊断儿童食物过敏。

五、过敏原激发试验

激发试验是用小剂量过敏原模拟患者自然条件下过敏原接触过程，观察能否诱发过敏反应发作的一种试验方法。主要包括鼻黏膜激发试验、过敏原激发试验、食物激发试验、支气管药物激发试验及运动激发试验等，是过敏反应特异性诊断的"金标准"。但由于激发试验方法复杂、具有诱发严重过敏反应的潜在风险，因此在操作过程中应做好应急措施。以下主要讨论过敏原激发试验。

鼻黏膜激发试验（nasal provocation test，NPT）是模拟自然发病条件，将可疑的过敏原或介质直接放置于鼻黏膜，引发一系列病理生理反应，从而确定特异性过敏原的试验。适用于 I 型超敏反应性疾病，具有典型过敏性鼻炎临床病史但过敏原检测为阴性的患儿，可排除 SPT 的假阳性或者假阴性的反应，对于鉴别过敏性鼻炎和非过敏性鼻炎具有重要意义。禁用：非过敏性机制可能导致的鼻黏膜反应性的慢性改变，致使出现假阳性的结果；鼻或鼻窦手术后 4 ~ 8 周，鼻黏膜的反应性会降低；鼻息肉、鼻中隔偏曲等可不同程度的影响试验结果；具有严重病史或者高反应性的患者、过敏反应的急性发作期或者加重期也应该禁用；孕妇及使用鼻喷激素或者局部、全身抗组胺药物也会影响试验结果。在进行 NPT 之前应采集患者相关病史，进行鼻内镜检查，评价鼻腔的基本情况，评估任何可能影响试验结果的鼻腔病理或结构改变的存在，进行皮肤试验和 / 或血清学试验，对进行激发试验的必要性进行充分的评估。临床上 NPT 缺乏统一的标准，我们常用的方法有：注射器、滴瓶、微量滴定管及泵式喷雾装置等，科研中应用的方法还有吹气球（花粉和花粉颗粒）、棉拭子等（过敏原原液滴于中鼻甲之下），常用的方法是将激发物置于下鼻甲前端，以激发鼻部过敏反应症状，用症状评分及鼻阻力联合测定等指标确定是否为阳性，一般在临床研究中应用广泛。应注意的是即使是鼻部黏膜激发试验也有诱发哮喘的风险，因此要在专科医师的指导下进行，并备好抢救物品。

过敏原支气管过敏原激发试验（broncho provocation test，BPT）在早年已经开始进行，但是目前在临床上并不广泛应用。其方法是将一定浓度的过敏原溶液进行超声雾化供患者吸入，观察患者有无呼吸道过敏反应的临床表现，并在吸入前后对患者肺功能进行测定。激发试验需要在有急救条件的医院及医师的严密监测下进行，因为使用致敏物进行激发有诱发哮喘发作和严重过敏反应的风险。

目前只有几种少数的标准化过敏原提取物上市，因此 BPT 和 NPT 应用尚不广泛，应注意的是激发试验后仍有症状并导致用药的增加，风险较大，现在临床上已较少使用。

六、不同过敏原检测方法的临床应用

（一）选择体内检测还是体外检测

在临床工作中过敏原的检测的方法不一，最为常用的是体内 SPT 检测、体外全定量和半定量检测，不同的方法各有优劣，相互之间不可替代。SPT 可快速得到结果，操作简单，价格便宜，结果准确，但是对患儿的年龄、是否服用药物以及患儿的皮肤状态有要求。而体外结果的重复性较好，对患儿自身状态无要求（如近期是否服用抗组胺药及前臂屈侧皮肤状态、年龄）。若患儿年龄较小，难以配合 SPT 的检测要求或患儿近期前臂屈侧有严重的皮肤湿疹、荨麻疹或患儿近一周服用抗组胺药物，则应考虑进行血清特异性 IgE 的检测。北京儿童医院联合应用 SPT 和体外试验两种方法对哮喘儿童进行特异性过敏原诊断，发现应用体外系统提供的吸入性过敏原筛查试验（Phadiatop）出现阴性结果时，并不能排除真菌过敏，建议对于吸入性过敏原筛查试验阴性的哮喘患儿，通过真菌过敏原 SPT 和检测真菌 sIgE 来判定有无真菌过敏。

（二）选择食物过敏原还是吸入性过敏原检测

对过敏原过敏的发生情况随年龄变化而改变，并且在不同的特应性疾病中表现不同。特应性进程（atopic march）的概念通常被用来描述特应性表现的自然史：婴幼儿阶段，由食物过敏引起皮肤、胃肠道和呼吸道症状比吸入性过敏原更多见；儿童期后期形成对吸入性过敏原过敏，则更多表现为过敏性鼻结膜炎和哮喘。因此，在了解了这种过敏历程后，结合患儿的不同临床表现、不同年龄段，应考虑选择哪些主要过敏原进行检测，以增加准确性和提高效率。临床医生预测症状相关过敏原，选择恰当的过敏原种类进行诊断评估具有重要的参考价值。对于以花粉症患者为例，其临床症状出现会具有明显的季节时间性和地区差异，各地区独特的地理环境和气象因素是影响当地气传花粉含量的重要因素。程晟等学者进行的一项中国主要城市花粉主要种类与分布的研究显示，较西方欧美国家而言，致敏花粉主要以豚草、梯牧草等种类为主，在我国主要致敏花粉植物为松科、蒿属、杨属、禾本科、柳属、柏属、藜科、草属、苋科、悬铃木属。进一步按照我国主要气候类型及行政区域进行细化分析，发现在我国几大区域的气传花粉植物种类和分布亦存在地域性差异，甚至在同一省份内的不同区域内也存在较大的差异。因此，建议临床医生在选择过敏原种类诊断评估时，要考虑到患者常住地区主要气传致敏花粉的种类和含量，有针对性地选择一些"必要"花粉种类进行评估，避免"模板化"过敏原评估方案。

（三）选择室内过敏原还是室外过敏原检测

室内过敏原主要包括尘螨、蟑螂、宠物等，室外吸入性过敏原主要为花粉，详细了解病史对预测相关过敏原有指导价值，并且对于选择过敏原的检测类型具有重要的参考价值。在学龄前儿童中，来源于填充类玩具、蟑螂、霉菌斑这些室内过敏原所存在的环境暴露，将增加哮喘和湿疹症状发生的危险性，并且三者具有协同效应。了解过敏症状发生与环境暴露之间的关系有助于选择性检测特异性过敏原，例如尘螨过敏患者具有如下特点：症状在室外和干燥环境时改善，在打扫房间或铺床时加重；宠物过敏者大多具有明确的暴露史；花粉症的患者则具有明显的季节时间性和地区差异，并受到风雨等气候因素的影响。

（四）选择半定量检测还是全定量检测

体外半定量检测结果的重复性较好，检测的种类较多，包括食物组和吸入组过敏原，对患儿近期是否服用抗组胺药无要求，但是获取结果需要一定的时间。体外全定量系统结果特异度和灵敏度均较高，为体外过敏原检测公认的"金标准"，同样没有对近期服用药物的要求，结果的可重复性好，但是价格稍昂贵，成本较高，且实验结果需要一定的时间才可得到。因此可根据患儿的实际情况、不同检测方法的特征进行合适的选择。

无论应用哪种方法进行过敏原检测，阳性的检测结果与否必然与临床过敏症状相关，都须经过临床医生对过敏原暴露史和患者症状的详细了解方能确定。例如，患儿对某种食物的皮肤试验阳性或 sIgE 阳性，但是从未表现出进食食物后的各种过敏症状，则不应轻易建议患儿避免某种食物，尤其对于生长发育期的儿童。任何一种过敏原检测方法都不可能涵盖所有与过敏性疾病相关的过敏原，在临床工作中并非需要穷尽所有检测方法。儿科临床过敏原检测应以病史为基础，结合儿童的年龄特点和过敏相关疾病的临床特征并考察过敏原地域分布特点，选择适合的体内试验和 / 或体外试验，以及选择恰当的过敏原种类，参考有指导意义的诊断流程，最终做出高准确率的特异性过敏原诊断，为临床诊疗提供有价值的实验室依据。

（向　莉　曲政海）

参考文献

1. Rizzo MCFV, Solé D, Rizzo A,et al. Atopic disease in Brazilian children etiologic multicentric study [J]. J Pediatr (Rio J), 1995,71(1):31-35.
2. 王瑞琦 , 张宏誉 .CAP 系统检测过敏原特异性 IgE 抗体的方法学评价 [J]. 临床检验杂志 , 2007,25(2):109-110.
3. 向莉 . 过敏原检测在儿科临床应用 [J]. 中国实用儿科杂志 , 2009,24(1):840-843.
4. Sekerel BE, Sahiner UM, Bousquet J, et al. Practical guide to skin prick tests in allergy to aeroallergens: some concerns [J]. Allergy, 2012, 67(1):18-24.
5. Glovsky MM. Measuring allergen-specific IgE: where have we been and where are we going?[J].Methods Mol Biol, 2007, 378:205-219.
6. 尹佳 . 北京协和医院变应原制剂应用指南 . 北京：中国协和医科大学出版社 .2014:19.
7. 苗青 , 向莉 . 过敏原实验室诊断技术在儿童过敏性疾病中的应用现状及进展 [J]. 中华全科医学 ,2018(10):16.
8. 中国医师协会皮肤科医师分会过敏与临床免疫亚专业委员 . 光斑贴试验临床应用专家共识 [J]. 中华皮肤科杂志 , 2015, 48(7):447-450.
9. 向莉 , 李珍 , 任亦欣 . 体内和体外变应原测定在过敏性哮喘诊断中的联合应用 [J]. 中华实用儿科临床杂志 , 2006, 21(21):1465-1467.
10. 中华医学会儿科学分会免疫学组 . 婴儿过敏性疾病预防、诊断和治疗专家共识 [J]. 中华儿科杂志 , 2009, 47(11):835-838.
11. 刘承耀 , 张罗 , 韩德民 . 鼻激发试验 [J]. 国际耳鼻咽喉头颈外科杂志 , 2008, 32(5):287-291.
12. 魏雪 , 荣光生 . 过敏性疾病过敏原的检测 [J]. 临床肺科杂志 , 2018,23(3):551-554.